Gerencia de Salud y Complejidad

Las mejores prácticas en USA
y el Reino Unido

Lidia Nesterovsky, MSc.

USA, 2013

GERENCIA DE SALUD Y COMPLEJIDAD
LAS MEJORES PRÁCTICAS EN USA Y EL REINO UNIDO
Lidia Nesterovsky, MSc.
USA, June 2013
McCool Publishing House
Copyright © 2013 Lidia Nesterovsky
ISBN-13: 978-1484831656
ISBN-10: 1484831659
Library of Congress Control Number: 2013909226

La asistencia médica es la industria más difícil,

caótica y compleja de gerenciar en la actualidad."

Peter Drucker

AGRADECIMIENTO

The first person I want to acknowledge is my dear husband, Michael.

I can't explain enough how much his encouragement, heroic sacrifice, help, and loving support have meant to me throughout my studies and writing. He is for me the model of authentic subjectivity and self sacrificing love.

Dear Michael, without your help, support and sacrifice, this work would never have seen the light.

Al Dr. Gustavo Benítez Pérez, por su soporte.

En el Reino Unido y en los Estados Unidos, diversas personalidades   colaboraron pródigamente con ésta investigación.

Dr. Murray N. Ross, Kaiser Permanente

Dr. Arturo Vargas Bustamante, UCLA

Dr. Gerald F. Kominski, UCLA Center for Health Policy Research

Dr. Kate Mandeville, International Health

London School of Hygiene and Tropical Medicine

Dr. Mark Learmonth, Durham University, Business School

Dr. Walter W Holland, University of London, School of Economics

ÍNDICE GENERAL

ÍNDICE DE TABLAS E ILUSTRACIONES

INTRODUCCIÓN

El área de la prestación de servicios de salud atraviesa un momento interesante, y las organizaciones seleccionadas para este estudio son muestra fehaciente de ello. Primeramente porque en sus respectivas naciones se adelantan sendas reformas de salud, las cuales debido a su extensión inciden tanto en el sector público como en el privado, con fuertes componentes de reingeniería organizacional.

Segundo, la globalización ha generado fuertes cambios en cuanto a la manera de gerenciar la interculturalidad, la competitividad, las interrelaciones entre los sistemas y el personal médico. Los patrones migratorios, poblacionales y epidémicos, han cambiado y durante los últimos 10 años, la tecnología tanto médica como computacional se ha desarrollado vertiginosamente, generando mayor información -y expectativas- entre los pacientes, lo cual incide en la prestación del servicio médico en todos los ámbitos; en medio de una recesión económica mundial.

En algunos países más que otros, tanto en el sector público como en el privado, los servicios prestatarios de salud han adaptado la gerencia de sus operaciones, procesos y conocimientos a tales cambios; generando sofisticadas estrategias y prácticas con el fin de convertirlos en entes altamente competitivos a través de la eficiencia en el manejo de sus recursos y la calidad del servicio.

En la medida que se analizan los retos a los que se enfrenta la Gerencia de Salud, desde las cátedras universitarias hasta la praxis cotidiana, ésta se convierte en una disciplina cada vez más especializada. El mundo busca soluciones a problemas específicos, y el éxito será de quienes las encuentren primero y logren implementarlas de cara al futuro.

En este trabajo se exploran las experiencias y mejores prácticas gerenciales del National Health System (Reino Unido) y Kaiser Permanente (USA), estableciendo, a partir de ellas ciertas estrategias susceptibles de ser aplicadas en otros países que bien pudiesen ayudar a fortalecer su gestión sanitaria.

Se sabe que la historia, la ideología, y las características político económicas de cada nación, determinan el tipo de sistema de salud que poseen, y debido a que las políticas públicas son las definidoras del tipo de gerencia de salud que allí se aplica, se abre un panorama diverso e interesante, donde los contrastes permiten dilucidar características aplicables a sistemas de salud en una miríada de naciones. Así pues se logró trabajar con dos modelos relevantes: el corporativo de capital privado, como es el caso de Kaiser Permanente; y el modelo mixto (capital público y privado) que ofrece el National Health System del Reino Unido.

Cada organización analizada se corresponde en una visión macro, con un sistema de salud nacional producto de su historia particular, donde se combinan reformas complejas con el desarrollo de modelos específicos de atención.

Este libro se inicia con el estudio de los pensamientos gerenciales contemporáneos, el pensamiento sistémico y sus aplicaciones para el área de la salud, la teoría de la complejidad, los sistemas y organizaciones de salud como Sistemas Complejos Adaptativos (SCA) y los retos que enfrenta la salud en el ámbito global. Luego se analizan las mejores prácticas gerenciales en cuanto a la Gerencia de Recursos y Procesos y la Gerencia del Conocimiento en el contexto de la Salud.

Posteriormente, se establecen perfiles de los sistemas y las organizaciones que conforman este estudio, desde una esfera macro enfocada hacia los sistemas de salud nacionales, hasta refinarse en cada una de las organizaciones objeto de estudio: el National Health System (NHS), en el Reino Unido y Kaiser Permanente (KP), en los Estados Unidos.

Se trata de información actual, proveniente de fuentes confiables sobre cuáles son sus características, su estructura, los efectos de las reformas, qué estrategias gerenciales aplican y cómo mantienen motivado a su personal, gsin menoscabar la calidad de los servicios prestados, sin obviar los problemas que enfrentan y las críticas que reciben.

También se analizaron los aspectos más relevantes de su historia, los factores determinantes para su desenvolvimiento financiero, aspectos económicos, e innovaciones gerenciales que adelantan, considerando además lo referente a tendencias que cada día cobran mayor importancia, como el turismo de salud, la tele medicina, la migración del personal médico y el arbitraje internacional.

Parte importante de este libro corresponde al análisis conceptual de la Gerencia de Salud. Para lo cual, se trabajó sobre las mejores prácticas gerenciales y sus aplicaciones actuales, adentrándose en las características y aplicaciones que apuntan hacia la resolución de problemas y la comprensión de los fenómenos estudiados en cuanto a la Gerencia de recursos y procesos (Gerencia de Operaciones, Gerencia del uso), la Gerencia del Conocimiento (Gerencia de la Evidencia - Evidence Management, la Organización que Aprende – Learning organization) y la Gerencia de la Calidad.

Los cambios y retos a los que se enfrentan los gerentes de salud en el mundo entero afectan por igual a pacientes y a médicos, cuyas voces repercuten en todos los ámbitos. En las salas de los Congresos, Senados y Hospitales, nacen nuevas políticas de salud, pero el mundo todavía está lejos de alcanzar la equidad y la justicia social. Entretanto, la gerencia de salud se redefine.

Lidia Nesterovsky

CAPÍTULO 1

SALUD Y COMPLEJIDAD

Una de las frases favoritas del Dr. W. Edwards Deming[1] era: "Gestión es predicción"; significando con ello que cada decisión tomada encierra en cierto modo una predicción sobre el futuro. Una de las herramientas claves que los directivos emplean para el trabajo organizacional, es el llamado "Pensamiento sistémico", el cual provee la capacidad de entender el entorno dinámico en el cual operan las organizaciones, la sociedad y los sistemas de salud externa e internamente.

Para gestionar las complejidades y problemas derivados del rápido ritmo de cambio, los gerentes necesitan absorber gran cantidad de información, a menudo más allá de su capacidad, y comprender la compleja red de interdependencias entre los elementos de los sistemas y los problemas que presentan, siguiendo el ritmo de situaciones en constante transformación. (Senge, 2010)

El pensamiento sistémico permite considerar a los sistemas en su totalidad, en lugar de elementos individuales, y representar la conducta de cada elemento en relación con el tiempo de los sistemas, en lugar de verla de manera estática. (Senge, 2010)

El pensamiento sistémico combina una variedad de métodos y técnicas procedentes de distintas disciplinas como los negocios, ciencias militares, la informática, la cibernética, la ingeniería y la psicología cognitiva; dotando a los gerentes de las herramientas necesarias para analizar, comprender e influir en el funcionamiento de los sistemas que están tratando de mejorar. (Lebci, 2006)

Aunque no hay una sola disciplina para el pensamiento sistémico, existen perspectivas y enfoques compartidos a través de dichos campos:

- Mayor atención a cómo el conocimiento es adquirido, administrado intercambiado, interpretado, integrado y difundido.

- Énfasis en un enfoque centrado en red que fomente la construcción de relaciones entre individuos y organizaciones a través de disciplinas y campos tradicionales con el fin de alcanzar metas y objetivos.

- Desarrollo de modelos y proyecciones, utilizando una variedad de enfoques analíticos (por ejemplo, ecuaciones diferenciales basadas en agentes de modelado, modelado de sistemas dinámicos) con el fin de mejorar la toma de decisiones estratégicas.

---

1   W. Edwards Deming alcanzó notoriedad y reconocimiento mundial tras sus esfuerzos por implementar en el aparato productivo de Japón políticas que lo convirtieron en un referente de calidad industrial, en lo que se conoció como "El milagro Japonés". Entre sus muchos créditos está el desarrollo de una teoría conocida como "El círculo de calidad" y "Las catorce leyes" o claves para la gerencia de la calidad.

- Organización de sistemas con el fin de promover mejoras en las estructuras y funciones organizativas.

De acuerdo con esta perspectiva de los sistemas, se puede describir a la investigación transdisciplinaria como el proceso profesional en el que los miembros del equipo que representan diferentes áreas trabajan juntos durante largos períodos para desarrollar y compartir marcos conceptuales y metodológicos que no sólo integren sino que superen sus respectivas perspectivas disciplinarias. (Leischow, 2008)

El pensamiento sistémico es una de las herramientas que las teorías gerenciales han aportado al área de la salud. Sin embargo existe una corriente de pensamiento opuesta a la adopción por parte de la gerencia hospitalaria de los conceptos y aplicaciones propios del área corporativa. ¿Sería posible generar estrategias que incluyan los avances y el estado del arte en el área organizacional, considerando la misión de la praxis médica en cuanto a sus especificidades e implicaciones éticas de la responsabilidad humanística y social?

Incluso hasta los más acérrimos opositores a la adopción de teorías de negocios por parte de las organizaciones de salud, consideran positivo el que los gerentes de salud revisen lo concerniente a las organizaciones empresariales, y aquellos elementos del área tales como la contabilidad analítica de negocios y la productividad de los sistemas, las cuales se han incorporado con éxito al área de la gestión de salud.

A todas luces es posible pensar que el problema no es la aplicación de teorías provenientes de tal o cuál área, sino los elementos a considerar en las mismas. Tal manera de pensar sugiere que al aplicar la teoría, sea cual fuere su proveniencia, no se obvien los factores humanísticos y de responsabilidad social implícitos en la praxis médica.

Autores como Peter Drucker, señalan que los hospitales son mucho más que una simple organización, y que conforman una de las estructuras humanas más complejas que se han tratado de gerenciar. (Carayon, 2011)

El tratamiento de condiciones médicas es un proceso complejo que involucra una serie de personas con diferentes áreas de especialización (médicos, enfermeras, trabajadores sociales, farmacéuticos, nutricionistas, contadores, ingenieros y terapeutas), y su eje central lo conforman las prácticas profesionales que componen el servicio. Para coordinar eficazmente las acciones de estos individuos, es necesario establecer mecanismos eficientes de coordinación, dirección y control.

La complejidad organizativa, informática y técnica hospitalaria ha creado dimensiones gerenciales particulares, que exceden las de cualquier otro tipo de organización.

La dirección hospitalaria, estructuralmente compleja de por sí, se complica aún más por el desafío que significa el racionalizar las demandas en cuanto a la competencia de sus feudos, sin ceder el control sobre la organización en conjunto. Generalmente cada trabajador de la salud tiende a defender su espacio, recursos y áreas de conocimiento, las cuales al ser altamente especializadas, hacen de la "sustitución" o del "enroque" opciones prácticamente inviables.

Los retos a los que se enfrentan las organizaciones, afectan cada una de sus partes, desde la migración del personal médico, hasta el proceso de comercialización. Por ejemplo, veinte años atrás, las decisiones de ir o no a un centro clínico en particular, recaían sobre los profesionales y sus pacientes, cuando en la actualidad, éstas son determinadas por las aseguradoras y las corporaciones, muchas veces en detrimento del paciente.

Por otra parte, los pacientes están mucho más informados y tienen muchas más expectativas sobre el servicio. Cuando pueden tienden a seleccionar la atención médica de acuerdo al precio.

Los cambios en el sector lo hacen todavía más complejo; y con este aumento de complejidad viene una creciente incertidumbre. En medio de este entorno, las organizaciones deben administrarse con eficiencia para poder efectuar su trabajo, sobrevivir y competir.

Afortunadamente, hay maneras de alcanzar estos objetivos, y el Pensamiento sistémico que se utilice durante estos tiempos de incertidumbre y cambios rápidos, influirá significativamente en la capacidad de cada organización para hacerlo.

Mientras que los sistemas de salud son complejos e incluyen muchos elementos relacionados entre sí, las reglas, la heurística, la gerencia y la toma de decisiones, resultan generalmente demasiado simplistas para hacer frente a la complejidad de los mismos. El resultado es que las decisiones bien intencionadas, que tienen como objetivo mejorar el rendimiento, producen resultados diametralmente opuestos, un síndrome conocido como "resistencia política". (Lebci, 2006)

Un remedio para este síndrome consiste en cambiar la forma como se elaboran, formulan y analizan metodológicamente los problemas planteados. Hay una necesidad crucial de aplicar un enfoque holístico, que no sólo se concentre en el análisis de una parte del sistema, sino que incorpore además los subsistemas y sus interconexiones. Es necesario pues, una acción aislada adoptada en una parte del sistema, puede alterar el equilibrio actual del todo y hacer que los demás subsistemas resistan cualquier intervención. Para ello, se recomiendan las aplicaciones de las herramientas que aporta el pensamiento sistémico (Lebci, 2006) dentro del cual se encuentran la teoría relativa a la gerencia del conocimiento y la teoría de la complejidad. Las cuales han estado sujetas durante años a un intenso escrutinio, y algunos autores incluso han llegado a relacionarlas, estableciendo vinculaciones teóricas con nuevas aplicaciones en el área gerencial, un enfoque que ha sido aplicado con éxito por muchas organizaciones, en su intento de adaptarse al siempre cambiante entorno.

En este apartado exploraremos, en cuanto a sus aplicaciones en el área de la gerencia de salud, las teorías de sistemas y de la complejidad, centrándonos en los sistemas complejos adaptativos, y la intersección entre las tres, a partir de los autores que las han desarrollado.

Las investigaciones muestran cómo los cambios se aceleran y aumentan exponencialmente, en gran medida impulsados por las innovaciones, cuyo impacto en la economía es determinante al afectar a las diferentes industrias y sectores. En algunos mercados la tasa de cambio ha aumentado al grado, que los ciclos de vida del producto se calculan en términos de semanas o meses en lugar de años.

Con la aceleración del cambio, la reducción en el ciclo de vida de los productos, la creciente competencia, las cantidades abrumadoras de información que debe manejarse cotidianamente y la creciente demanda por una mayor calidad y productividad, la presión por encontrar nuevas maneras de gerenciar las empresas es importante.

La complejidad organizacional afecta principalmente a quienes toman las decisiones, significando el fin para aquellos servicios que no se adapten. Implica incertidumbre y a mayor incertidumbre disminuye el número de administradores y gerentes capaces de convivir con ella.

La salud es un derecho humano básico y de tomar en cuenta la definición de la OMS (1948), la atención de salud debe proporcionar servicios más allá de la atención curativa per se. Sin embargo, el objetivo principal de cualquier sistema de salud se ha mantenido como siempre: proporcionar oportunamente atención de calidad a aquellos que la necesitan. Entretanto muchas de sus estructuras permanecen arcaicas. La responsabilidad de diseñar un nuevo marco de trabajo, actualizar las normas y redefinir los objetivos, recae en quienes toman las decisiones y establecen las políticas de salud.

Las organizaciones de salud no tendrían éxito, si no logran entregar sus productos o servicios en el momento adecuado y en el lugar correcto de forma sostenida. Para ello, deben ser capaces de renovarse constantemente a fin de adaptarse al mercado en el que operan y compiten.

En medio de los cambios y como resultado de la complejidad, la sociedad ha evolucionado hasta convertirse en una "sociedad del conocimiento". Para adaptarse a ella, las organizaciones de salud deben adoptar la innovación como una praxis cotidiana a través del aprendizaje constante, el desarrollo tecnológico, la creación de nuevos productos, la mejora en sus procesos y servicios, y la definición de estrategias.

PENSAMIENTOS GERENCIALES CONTEMPORÁNEOS

El pensamiento sistémico y la teoría de la complejidad son dos de los conceptos más importantes desarrollados para intentar comprender el funcionamiento de las organizaciones prestatarias de salud. Ambas teorías señalan cambios fundamentales en la forma de pensar acerca de los negocios y la toma de decisiones. Ambos rechazan la noción de la toma de decisiones lineal y remplazan los conceptos reduccionistas con ideas basadas en una visión del entorno empresarial hacia el enfoque holístico del sistema. (Donald, 2010)

El Pensamiento sistémico para el estudio de la salud

El pensamiento sistémico representa una visión diferente del mundo más allá del reduccionismo. La gerencia de salud, desde la perspectiva de la teoría de sistemas, permite una visión holística de cada organismo en el marco de los cambios drásticos que se generan en sus respectivos entornos, donde las variables determinantes (demanda, inversión en salud, regulación/desregulación) también experimentan constantes cambios.

Un sistema se define como un conjunto organizado de componentes donde cada uno contribuye al comportamiento singular del mismo, y todos son interdependientes. Grupos de componentes pueden formar subsistemas y el sistema entero es afectado si uno de ellos cambia o se elimina. Además, el sistema tiene un entorno con el que intercambia entradas y salidas, y su autonomía es incontrolable externamente.

Otra definición que aplica es la expuesta por Kambiz Maani y Robert Cavana en su: "Campo de conocimientos científicos para comprender el cambio y la complejidad a través del estudio de la causa y el efecto dinámico en el tiempo". (Maani, 2007) Aunque hay muchas concepciones diferentes provenientes de numerosos teóricos, los autores mencionados sugieren siete principios universales del pensamiento sistémico:

- Visión completa. Todos los problemas planteados están relacionados con fuerzas mayores e interacciones. Esta visión integral permite el dominio del problema sistémico, en lugar de un dominio reduccionista y funcional, lo cual tiene beneficios para la resolución de problemas complejos. (Maani, 2007)

- Visión a corto y largo plazo. El pensamiento sistémico incorpora el pensamiento de "supervivencia", propio del corto plazo, considerando las implicaciones que a largo plazo puedan tener las acciones. Mientras que éstas a corto plazo son importantes, especialmente en tiempos de crisis, el efecto acumulativo de las mismas tienen impacto a largo plazo.

- Medición del desempeño. El estudio de sistemas implica consideraciones que van más allá de los indicadores claves de rendimiento y los factores críticos para medir el éxito. Deben considerarse otros factores que aunque pequeños, con el tiempo pueden tener un enorme peso.

- El sistema como causa. Principio que se refiere a la índole de los problemas y soluciones. En él se establece que las creencias y suposiciones sobre la naturaleza de los problemas, muchas veces contribuyen a éstos. Por lo cual para resolver los problemas, muchas veces deben clarificarse las creencias y supuestos relacionados a fin de comprender a plenitud lo que las personas perciben.

- Tiempo y espacio. En el pensamiento sistémico, las acciones efectuadas en el presente pueden tener efectos y consecuencias impredecibles en el futuro. En cuanto al abordaje del problema, pensar en causa y efecto de manera lineal es un error.

- Causas Vs síntomas. La forma actual de pensar acerca de la resolución de problemas a menudo termina con la errónea identificación de un síntoma como problema y no del problema en sí mismo.

- Múltiples soluciones para cualquier problema. Antípoda al aprendizaje impuesto por la cultura occidental, la cual se identifica con la oposición binaria y el pensamiento excluyente, tipo "lo uno o lo otro", que polariza las decisiones como correctas o incorrectas.

Bajo una perspectiva sistémica se ve la organización como un sistema de piezas complejas interrelacionadas, a las que se añade valor a través de interacciones entre las partes.

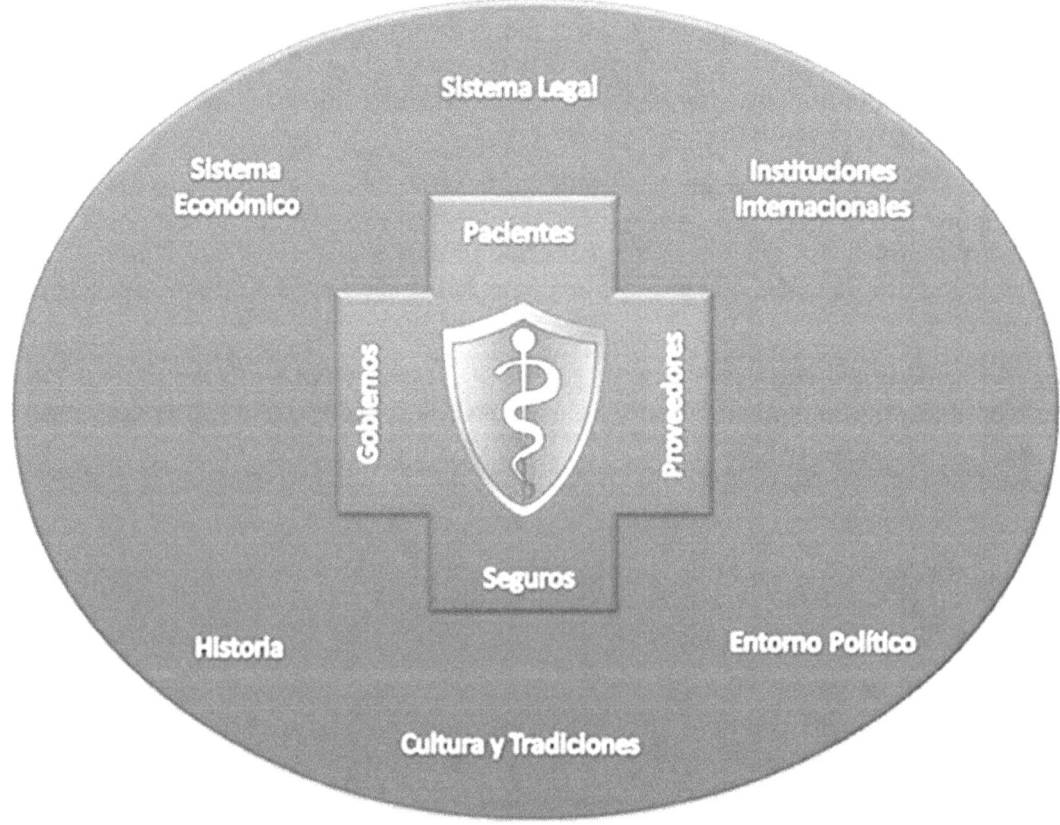

Ilustración 1: El sistema de salud y su entorno.
Fuente: Adaptación Propia del esquema de Guntert (2008)

Componentes del sistema

Los ingredientes fundamentales de un sistema son los agentes participantes, las relaciones entre los mismos, el comportamiento o las actividades o el proceso de transformación del sistema, su entorno, los insumos del medio ambiente, las salidas hacia el medio ambiente, y el especial interés del observador.

Los Sistemas Complejos Adaptativos SCA se componen de elementos activos llamados agentes, o "agentes adaptativos", los cuales pueden ser individuos, grupos o coaliciones de grupos. También se pueden agrupar, en lo que se llama "metaagentes", que representan la disposición jerárquica de los niveles de los agentes. La capacidad de los SCA para acomodarse y formar patrones jerárquicos es importante desde el punto de vista de la adaptación y la evolución, por dos razones: una es que debido a la estructura jerárquica de los sistemas y sus sub-sistemas, los cuales funcionan de manera independiente; la otra es que por su relativa independencia jerárquica los sistemas evolucionan organizacionalmente a través de la auto-adaptación, en lugar del control, lo que implica una evolución más rápida. (Sage, 2009)

El comportamiento de los agentes está dictado por un esquema (un conjunto de reglas) que representan una estructura cognitiva que determinará las acciones que el agente tomará como respuesta a la evaluación que haga de su entorno. Tal esquema puede evolucionar con el tiempo, y los diferentes agentes pueden o no pueden comportarse del mismo modo ante el mismo esquema. Los esquemas están compuestos por reglas o conjuntos de reglas están limitados por el raciocinio, por lo que también se les llama "esquemas interpretativos". (Helbing, 2011)

El estudio de los sistemas complejos adaptativos se basa en la imprevisibilidad de las acciones de los agentes individuales y la interconexión existente entre éstos. Como sus agentes pueden ser parte de varios sistemas simultáneamente o cambiar su composición, son difusos en vez de rígidos, y sus acciones son impulsadas por reglas interiorizadas, tales como instintos o modelos, pero no tienen que ser compartidas por otros agentes. (Rouse, 2008)

Es razonable suponer que cada agente tiene la intención de servir sus propios intereses, pero también de ofrecer algo en retorno. También habrá conflictos de intereses entre ellos, todo lo cual debe considerarse en el análisis del sistema.

Participación comunitaria:	Atención de emergencia:	Cuidado comunitario:	Control público
• Funcionarios electos • Grupos de apoyo	• Hospitales de emergencias • Centros ambulatorios	• Instalaciones • Centros de atención primaria • Servicio alternativo de salud • Servicios sociales, servicios móviles	• Autoridades de salud pública • Agencias reguladoras • Seguridad social

Ilustración 2: Agentes de un sistema de salud
Fuente: La autora

Interacción y Gestión de la Complejidad

En este apartado no se intenta desglosar, todo lo que encierra la teoría de la complejidad, ni la de los Sistemas Complejos Adaptativos, sino aquellos temas relativos a sus aplicaciones en la gerencia de la salud, reuniéndolas en dos grandes grupos:

•   Las organizaciones de salud como sistemas complejos adaptativos.

•   La complejidad y las organizaciones.

Las organizaciones maduras pueden gestionar el diseño, desarrollo, fabricación y logística de sus productos y servicios. Pocas pueden gestionar las economías, mercados, competidores, usuarios finales o a los pacientes. En pocas palabras, porque es imposible controlar el estado de la salud, la educación, o las preferencias de quienes buscan la atención de salud, no se puede asumir que sea posible manejar un sistema tan complejo. En consecuencia, el diseño debe centrarse en gestionar la complejidad, proporcionando formas de supervisar e influir en el estado del sistema, su rendimiento, y las partes interesadas. (Rouse, 2008)

Esta estrategia puede ser facilitada por el diseño de organizaciones ágiles capaces de tomar decisiones adecuadas para redistribuir los recursos necesarios para enfrentar oportunidades y problemas. Para garantizar la agilidad comercial, se requiere de la optimización necesaria para generar empresas flexibles, con recursos flexibles que puedan responder a las contingencias, por ejemplo la necesidad de disminuir costos, conlleva una tendencia a fragilizar las organizaciones.

Relaciones, comportamiento y entorno

Los autores conceptualizaron los diferentes objetivos de los sistemas de salud de una manera multidimensional, en una matriz formada por cuatro elementos, cada uno iniciado por la letra "C": cura, cuidado, control, y comunidad.

La visión multidimensional aplicada al cuidado de la salud promueve mejores resultados en cuanto la práctica médica al interconectar las diferentes partes de un sistema de salud. En el cuidado de la salud, las decisiones se toman por una diversidad de gente, cada una con objetivos e intereses contrapuestos. La matriz de Glouberman y Mintzberg permite explicar gráficamente estas interacciones y cómo afectan la gerencia de salud.

Glouberman y Mintzberg identifican cuatro grupos de gestión diferentes (denominados cuatro mundos) en el hospital, como se ilustra en Ilustración 6: Los cuatro mundos del hospital general. Los médicos y enfermeras gestionan en los cuadrantes inferiores en las operaciones clínicas, debido a su enfoque es hacia la atención al paciente. Los gestores y los administradores gestionar en los cuadrantes superiores, debido a que controlan los fondos y las finanzas de la institución. Además, los empleados (gerentes y personal de enfermería) gestionan gestión desde adentro, mientras que los médicos y los administradores administran desde afuera del hospital, ya que no son técnicamente empleados y por lo tanto mantienen cierta independencia de la autoridad formal. También en su análisis destacan las diferencias entre el servicio y el lugar donde se practica.

De acuerdo con la Ilustración 6: Los cuatro mundos del hospital general, el cuadrante inferior izquierdo simboliza el mundo de la curación, que se caracteriza por impersonales, cortas e intensivas, intervenciones médicas.

(En los EEEU, los médicos por lo general no trabajan para los hospitales). Son empresarios privados que tienen privilegios de admisión en un hospital. (Algunos médicos son empleados a sueldo del hospital, pero la mayoría de los médicos trabajan en base a honorarios por servicio.) Para maximizar sus ingresos, hacen breves apariciones cuando el paciente necesita una cura o una intervención (tratamiento), y luego se marchan.

El cuadrante inferior derecho constituye el mundo del cuidado. Este es el mundo representado por las enfermeras, los proveedores que trabajan directamente para el hospital bajo un salario cuyo pago es el componente más importante del presupuesto operativo. Ellos trabajan bajo su propia jerarquía de gestión interna y tienen una relación directa con los pacientes.

Los gerentes representan el control. Son empleados por el hospital y no participan directamente en las operaciones clínicas, pero son responsables de su control.

El mundo de la comunidad, representado formalmente por los administradores o Consejo de Administración, a menudo se compone de miembros de la comunidad. La Junta es responsable de establecer la política del hospital y el nombramiento de los altos directivos. Sin embargo, son quienes generalmente saben menos sobre el área clínica, ya que ni trabajan para la institución ni proporcionan servicios médicos.

En este ambiente fracturado, los médicos y enfermeras forman lo que se llama la "Coalición clínica." La cual tiene por objeto la atención de los pacientes y por lo general actúan como un frente común

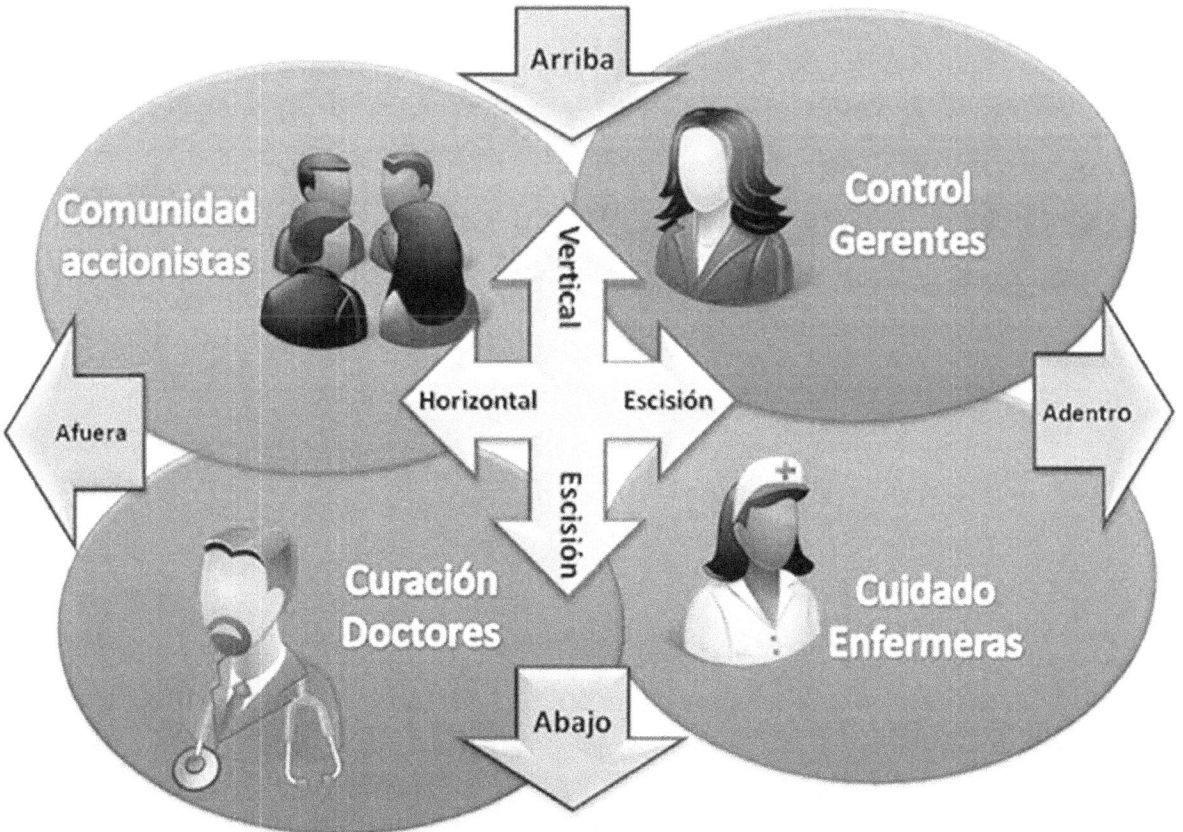

Ilustración 3: Los cuatro mundos del hospital general
Fuente: Adaptación propia del esquema de Guntert (2008)

para la defensa de los pacientes contra los directores y los gerentes. Por su parte, las enfermeras, los directivos y los gerentes forman la "Coalición de información privilegiada", ya que ellos son los que realmente trabajan para el hospital y tienen intereses sobre el funcionamiento cotidiano de la organización. Dicha coalición actúan contra los de afuera (los médicos y administradores) para preservar el hospital y sus puestos de trabajo.

Los directivos y el Consejo de Administración forman la "Coalición de contención". La cual se establece debido a su preocupación por las restricciones presupuestarias. Por último, la Junta y los médicos constituyen la "Coalición del prestigio." Debido a que comparten el status de ser independientes de la institución, y, sin embargo, integran la superioridad de su orden jerárquico.

A diferencia de cualquier empresa del sector privado, nadie está realmente a cargo de un hospital. Los directivos toman decisiones en cuanto la asignación de recursos, pero los médicos son los que deciden lo que el hospital hace con esos recursos. Una división horizontal fracciona a los trabajadores de los directivos y hay poca cooperación entre ambos. Tanto los médicos como los gerentes tienden a recurrir a las enfermeras para la coordinación y resolución de conflictos, y las enfermeras terminan siendo los directores de hospital. Lo cual las coloca en una situación incómoda, ya que no tienen la autoridad para administrarlo realmente.

El hospital en sí mismo representa la curación, al cual los pacientes se dirigen cuando están realmente enfermos, y son descargados rápidamente a la comunidad (cuidado en el hogar, médico de familia) donde reciben cuidados básicos a largo plazo. El hospital está lejos del control directo del público y es controlado por organismos gubernamentales o compañías de seguros, que aunque no

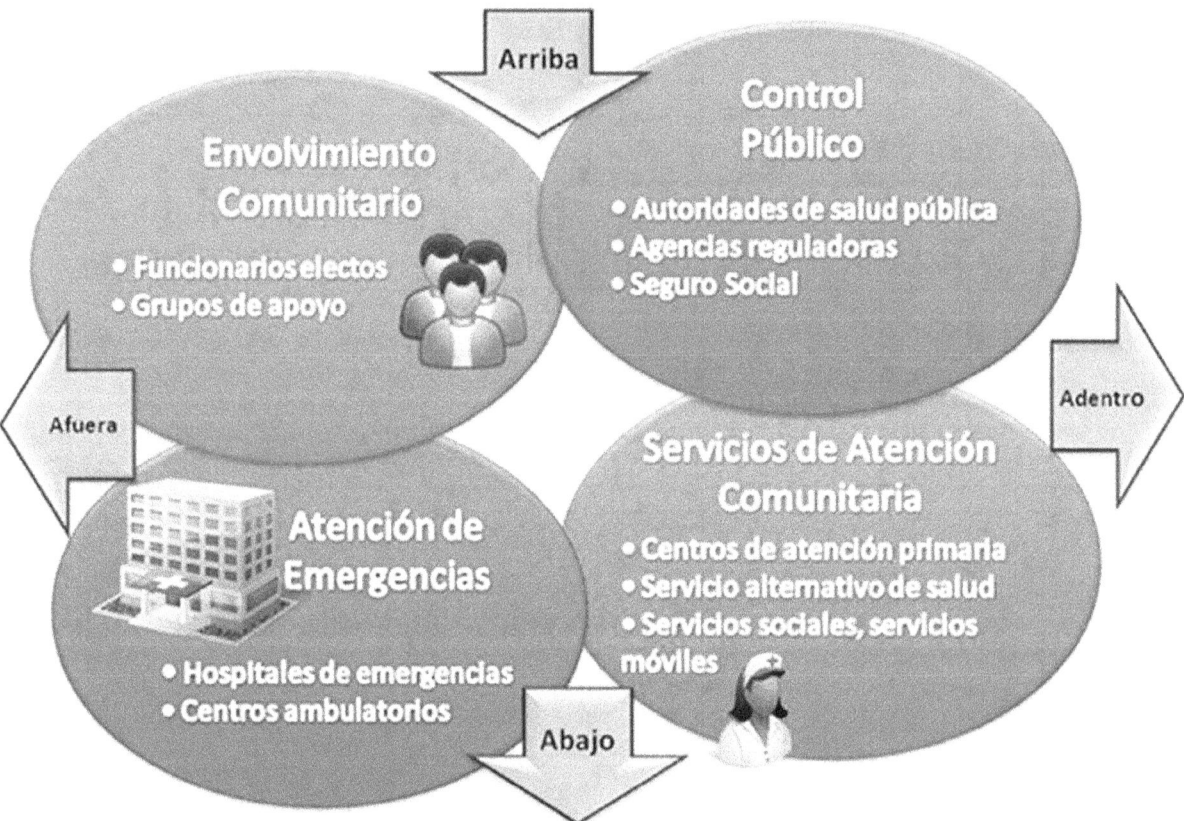

Fuente: Adaptación propia del esquema de Guntert (2008)

ejercen ningún tipo de atención directa, son responsables de su financiamiento. Finalmente, los políticos y grupos de apoyo, como los fideicomisarios en el modelo del hospital general, tratan de influir en el sistema sin participar directamente en la financiación o la atención.

En la medida en que estos cuatro mundos permanezcan desconectados, el sistema actuará de manera disfuncional y su capacidad para la satisfacer las necesidades reales de la población que atiende se verá disminuida. Generalmente las intervenciones de mejoramiento en la forma de reingenierías o reorganizaciones afectan solo uno de los cuatro mundos.

La complejidad y las organizaciones de salud

El pensamiento sistémico proporciona las bases para pensar sobre los sistemas y la interacción entre sus componentes, de diferentes maneras. Una forma de hacerlo es mediante la visualización de los sistemas particulares como organismos complejos y adaptativos. Estos sistemas, como tales fueron concebidos originalmente en las ciencias, como una manera de comprender los sistemas biológicos que resultaban inexplicables a través del reduccionismo; se componen de muchos agentes individuales que actúan en paralelo, similar a un banco de peces. Estos agentes continuamente se barajean y reestructuran, de acuerdo con su interpretación del contexto en que operan, pudiendo identificar patrones y adaptándose con facilidad a las condiciones cambiantes, similarmente a las migraciones de pájaros. Si bien hay muchas y variadas concepciones de lo que constituye un sistema adaptativo complejo, Richard, T. Pascale[2] citado por Donald, identifica cuatro principios básicos fundamentales: variedad requerida y auto-organización, complejidad emergente, movimiento hacia el borde del caos, y fragilidad. (Donald, 2010)

Por ende, la teoría de la complejidad trabaja sobre la idea de que un sistema es mucho más que solamente el ensamblaje de varias partes.

Podemos catalogar a un sistema como complejo, cuando sus muchas entidades interactúan de manera no lineal, generando cambios continuos y discontinuos comportamientos inesperados, imprevisibles y paradójicos, y resultados impredecibles. Generalmente, los sistemas complejos se entienden como opuestos a aquellos simples y lineales.

La ciencia de la Complejidad, ofrece nuevas formas de pensar sobre los tratamientos de pacientes en la práctica clínica, el liderazgo, el entorno empresarial y a mayor escala, todo el sistema sanitario.

Dirk Helbing and Stefano Balietti del Santa Fe Institute, identifican cuando un sistema puede considerarse Complejo Adaptativo (Helbing, 2011):

- Tienen varios estados de estacionales (fenómeno conocido como multi-estabilidad) y el resultado dependerá de las historias previas, como por ejemplo el tamaño de dichas perturbaciones, el "estado inicial", etc. Tales estados, producen un efecto catalogado como "histéresis")

- Pueden estar también "fuera de equilibrio" y se comportan de maneras no estacionarias.

- Pueden "auto-organizarse", mostrando oscilaciones periódicas o no periódicas.

- Pueden presentar patrones de comportamiento "caóticos" o "turbulentos", en cuanto a la formación de patrones espacio-temporales, (por ejemplo, olas que vienen y van en los flujos de tráfico).

---

2   Richard T. Pascale fue por 20 años miembro de la facultad de la Universidad de Stanford, en California, USA, en la "Graduate School of Business". También trabajó como associate fellow en la Universidad de Oxford.

- A menudo son robustos en cuanto a pequeñas perturbaciones, es decir, presentan estadíos de relajamiento posteriores a comportamientos previos, lo cual se denomina "atractores estables", (stable attractor); por consecuencia a menudo se resisten a los intentos de manipulación o control externo, sin embargo, en los llamados "puntos críticos", pequeñas influencias pueden causar inesperados y repentinos "cambios sistémicos" o fases de transición, después de las cuales, el sistema se comportará de una manera muy diferente.

- En general, pueden mostrar propiedades nuevas y emergentes, imposibles de entender solamente a partir de las propiedades de los elementos propios del sistema ("el sistema es más que la simple suma de sus partes").

- Las correlaciones pueden determinar la dinámica del sistema, y obviarlas genera conclusiones equivocadas.

- Debido a un fenómeno llamado "criticidad auto-organizada", durante los cambios sistémicos (las llamadas "transiciones de fase") se producen efectos en cascada en todas las escalas, por lo que los factores locales pueden tener un efecto "global" ("fenómenos críticos").

- De acuerdo con una distribución normal, los "eventos extremos" pueden ocurrir con una probabilidad mucho más alta que la esperada, distribuyéndose de acuerdo con las "leyes de poder truncadas", o la "distribución de cola gorda". El sistema puede tener características como la reproducción, la innovación, el aprendizaje por refuerzo, y dinámicas relacionadas con las expectativas; y es capaz de presentar singularidades después de un tiempo finito. Muchas de las características anteriores son resultado de interacciones fuertes, reales o abstractas en el espacio, o de las interacciones de la red dentro del sistema.

Los conceptos proporcionados por los sistemas complejos, pueden ser utilizados para examinar los sistemas de salud, proporcionando una visión directa de los cambios organizativos y de comportamiento necesarios para acelerar el mejoramiento de la calidad. A través de ellos, se puede rastrear el origen de los problemas relacionados con la calidad y los errores médicos, al igual que los efectos de los ajustes o desajustes entre los flujos financieros y las complejidades que envuelve el tratamiento médico de cada paciente y la praxis clínica. (Rouse, 2008)

Los Sistemas y Organizaciones de Salud como Sistemas Complejos Adaptativos (SCA)

La Teoría de la complejidad no constituye una teoría en sí, sino más bien un vago conjunto de conceptos, heurística, y herramientas analíticas, que ofrece nuevas formas de pensar sobre los tratamientos de pacientes en la práctica clínica, el liderazgo, el entorno empresarial y a mayor escala, todo el sistema sanitario.

Las herramientas ofrecidas por los Sistemas Complejos Adaptativos (SCA) permiten estudiar a las organizaciones o a los sistemas de salud de una manera más dinámica y por ende más realista que otras teorías, pues está basada en cómo sus agentes o actores interactúan entre sí; y cómo dichas interacciones pueden producir fenómenos emergentes. Entendiendo como fenómenos emergentes aquellos que incluso conociéndolos y comprendiéndolos perfectamente, son impredecibles, y en los que la manera óptima de acercarse a una posible predicción de su comportamiento es a través de la simulación, generalmente computarizada. (Wolf, 2011)

Puede describirse un SCA como un agregado de agentes interactuantes que se comportan y evolucionan de acuerdo con tres principios fundamentales (Wolf, 2011):

- El orden es tan opuesto a emergente como predeterminado

- La historia del sistema es irreversible

- El futuro del sistema es imprevisible

Cuando los sistemas complejos interactúan con otros, se crean tensiones o paradojas lo cual mejora el comportamiento creativo, sorprendente y emergente, pero de ninguna manera implica incertidumbre o aleatoriedad. Por el contrario, los sistemas complejos adaptativos, a menudo demuestran un patrón que permite hacer afirmaciones generales sobre el sistema. Dicho de otro modo, a pesar de que tal vez no se conozca el punto exacto cuando alguna acción se producirá, es posible asegurar que ésta ocurrirá. Por último, un sentido de auto-organización es inherente a los sistemas complejos a través de simples normas aplicadas a nivel local.

La industria actual del cuidado de la salud en enormemente compleja, y enfrenta constantes cambios relacionales entre pacientes, médicos, hospitales, aseguradoras, empleadores, comunidades y gobiernos. Una combinación de factores, incluyendo el surgimiento de una competencia intensa, las dinámicas de consolidación, el aumento de las expectativas de consumidores más exigentes, sofisticados, e informados, aunado a una disminución de la inversión de fondos públicos y privados, han generado un entorno cada vez más difícil para los hospitales y la cadena de valor de la salud.

Los costos de atención médica están en continua escalada, a una mayor rata que la inflación general, tema que resuena en todo el campo de la salud y que recibe cada vez mayor atención por parte de los políticos, la academia y la industria. Se reconoce la necesidad de mejorar la eficiencia de los procesos, e internacionalmente el sector salud experimenta una tremenda presión no sólo para controlar el aumento de los costos, sino para mejorar la calidad de la atención prestada.

Características de los Sistemas Complejos Adaptativos (SCA)

Uno de los errores clásicos en cuanto al estudio y "rediseño" de los sistemas de salud, es el pretender abordar sus problemas mediante la descomposición de sus partes, aplicando medidas aisladas para subsecuentemente recomponerlo, e integrar las soluciones diseñadas para cada elemento dentro de su "diseño global". Si bien, dicho enfoque conocido como "descomposición jerárquica" ha funcionado bien en cuanto a proyectos vinculados con automóviles, carreteras, laptops, teléfonos celulares y sistemas de venta al por mayor, la experiencia señala que definitivamente no funciona en lo que a la salud se refiere. (Rouse, 2008)

Incluso, se ha llegado a pensar que el éxito de un sistema depende de la capacidad de descomponer y recomponer sus elementos y que lo más importante, es que alguien tenga la autoridad y los recursos para hacerlo.

Los sistemas complejos, como el de la salud, no siguen un orden lineal y por ende el estudio de sus problemas de gestión o su diseño no puede abordarse mediante la descomposición jerárquica, la cual resultaría en la pérdida de información muy importante acerca de las interacciones entre los fenómenos de interés. (Sage, 2009)

Un problema fundamental para el estudio de los SCA, es que nadie está "a cargo", o tiene la autoridad ni los recursos para rediseñarlo. De hecho, los SCA, tienden a tener limitaciones per se en cuanto a su diseño y gestión.

La propuesta actual es que los SCA requieren de un abordaje distinto, a fin de optimizar su desempeño; y que al estudiarlos deben considerarse las relaciones entre sus partes, la dinámica de cada una, la cultura organizacional, y todos aquellos fenómenos emergentes, como por ejemplo el liderazgo, la toma de decisiones o respuestas grupales ante estímulos específicos. (Wolf, 2011)

Los SCA pueden definirse en términos de las siguientes características (Rouse, 2008):

- Son no lineales y dinámicos, e intrínsecamente no alcanzan puntos de equilibrio fijos. Como resultado, sus comportamientos pueden parecer aleatorios o caóticos.

- Están compuestos por agentes independientes, cuyos comportamiento se basa en reglas físicas, psicológicas o sociales, en vez de demandas propias de la dinámica del sistema.

- Debido a las necesidades o deseos de los agentes, reflejados en sus reglas, no son homogéneos. Sus objetivos y comportamiento suelen estar en conflicto. Como respuesta a estos conflictos o competencias, los agentes tienden a adaptarse.

- Los agentes son inteligentes. A medida que experimentan y ganan experiencia, aprenden y cambian su comportamiento acorde a ello. En consecuencia el comportamiento general del sistema cambia inherentemente.

- La adaptación y el aprendizaje tienden a resultar en auto organización. Patrones de comportamiento emergen espontáneamente en lugar de ser diseñados. La naturaleza de los comportamientos emergentes puede ir desde las innovaciones valiosas hasta desafortunados accidentes.

- No existe un solo punto (s) de control. El funcionamiento del sistema es a menudo imprevisible e incontrolable, y ninguno de los entes participantes puede ser considerado el único "responsable" de lo que sucede. En consecuencia, el comportamiento de los SCA, generalmente puede ser más fácilmente "influenciado" que "controlado".

-

Antes de profundizar en estas características en el contexto de la atención de la salud, es útil reflexionar sobre las implicaciones de las mismas en los sistemas, donde no es posible dictar órdenes o imponer fuerza para cumplir con cánones específicos de comportamiento o rendimiento (según dictan los medios convencionales). Cada agente en este tipo de sistema es de por sí, lo suficientemente inteligente para jugar con el mismo, encontrar "soluciones", y de manera creativa a identificar la manera de servir sus propios intereses. (Tait, 2010)

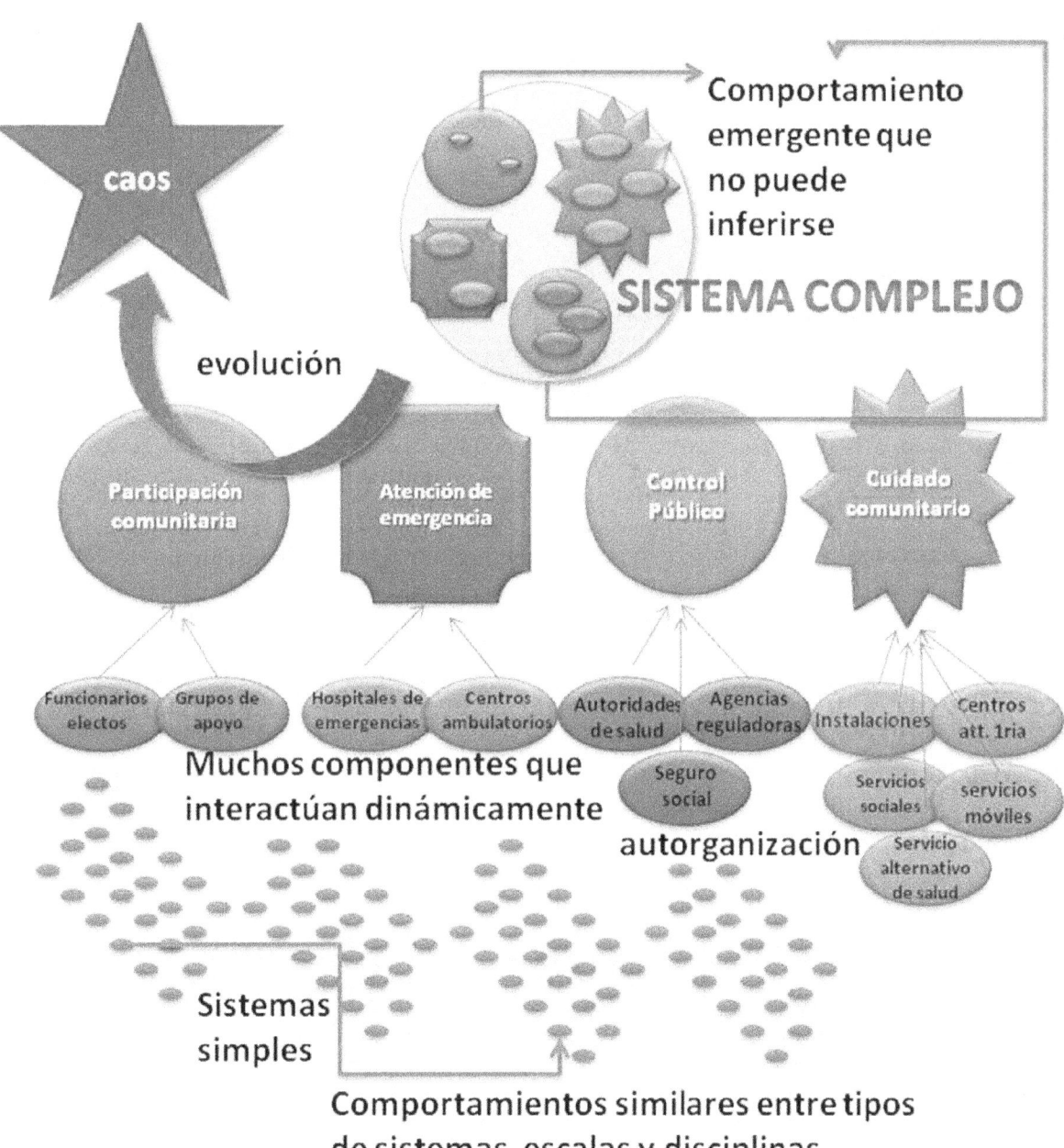

Ilustración 5: Características de los sistemas complejos.
Fuente: (Wolf, 2011)

Creación de Valor

Los recientes intentos de reformas de salud efectuados en USA y GRB han tratado de disminuir los costos al mínimo (obligando al personal y a los beneficiarios a aceptarlo) y seguir prestando el servicio como si nada. Según los planteamientos anteriores, lo que se debió haber hecho fue enfocar la reforma hacia la generación de mayor valor en el servicio, recordando que el valor se centra en los resultados (salidas), en vez de las entradas (costos) de un sistema.

Un mayor valor de los servicios se traduce en resultados más beneficiosos, en vez de mayores resultados. Desde esta perspectiva, las mejoras en cuanto a productividad y calidad en relación con el alcance de objetivos, no son y no deben ser vistas simplemente como "la ausencia de la enfermedad", y mucho menos como el número de usuarios atendidos. En un mundo basado en el conocimiento, los activos intelectuales son fundamentales para la competitividad global y el crecimiento económico, así como para la praxis de una mejor medicina..

Por ejemplo, un informe reciente del Instituto Milken muestra que a nivel global los costos relativos a la pérdida de productividad suelen ser cuatro a cinco veces mayor que los costos relativos a la atención de salud, y The Trust for America's Health, estima que las enfermedades crónicas representan un costo adicional de $ 1 billones en pérdidas de productividad. (Grant Makers Health, 2011)

Por último, la creación de valor implica resultados relevantes y útiles, los cuales requieren que las partes interesadas entiendan y aprecien la filosofía de la gestión y sus implicaciones. En un Sistema Complejo Adaptativo, la falta de comprensión y / o apreciación tiende a resultar en comportamientos "disfuncionales" entre los agentes, aunque éstos pudieran ser bien intencionados y razonables.

Comportamiento Organizacional

La mejor manera de abordar la gestión de los Sistema Complejos Adaptativos, es mediante la gerencia de comportamientos organizacionales diferentes de los comportamientos habituales, como la adopción de una perspectiva centrada en el hombre que se ocupa de las habilidades, limitaciones, e inclinaciones naturales.

	Sistemas	
	Tradicionales	Complejos
Roles	Gerencia	Liderazgo
Métodos	Comando y control	Incentivos e inhibiciones
Medidas	Actividades	Resultados
Foco	Eficiencia	Agilidad
Relaciones	Contractuales	Compromiso Personal
Redes de trabajo	Jerárquico	Jerárquico
Diseño	Diseño Organizacional	Auto-Organización

Tabla 1: Comparación entre comportamientos organizacionales
Fuente: (Rouse, 2008)

Teniendo en cuenta que nadie está a cargo de un SCA, el enfoque de la gestión debe hacer hincapié en el liderazgo en lugar de las técnicas tradicionales de gestión, aplicando la influencia en lugar de poder. Debido a que ninguno, o muy pocos, de los agentes en el sistema de salud son empleados, el mando y el control deben remplazarse por incentivos e inhibiciones. (Rouse, 2008)

No se puede exigir que los agentes cumplan con los dictados de la organización, al contrario, se les deben facilitar incentivos para generar un comportamiento adecuado, ya que es imposible gerenciar sus actividades, pero si es posible evaluar los resultados.

El comportamiento organizacional es una forma de entender cómo la gente trata de integrarse y ser parte de las organizaciones. Representa un enfoque sistemático para gestionar y organizar a la gente - a través del entendimiento de cómo funcionan en organizaciones, tales como individuos y grupos pequeños y grandes. (Jones, Robert y Fiona Jenkins, 2007)

Las organizaciones que deseen ser innovadores y creativas deben crear con la variabilidad una "propiedad interna". A tal sentido Ralph Stacey[3] sugiere que se puede alcanzar la Variabilidad de la organización mediante el establecimiento de tres características importantes dentro de la misma: (Stacey, 2007)

- Permitir la creación de suficientes redes auto-organizativas, que traspasen las fronteras internas y externas, creando suficiente inestabilidad" (alejados del equilibrio) con el fin de convertirse en motores del cambio o de la investigación.

- Dejar opciones abiertas a sus agentes. Mantener un equilibrio entre la estructura (que debe ser determinista) y los resultados de redes poco estructuradas.

- Enfocarse en procesos emergentes a corto plazo, en lugar de resultados proyectados a largo plazo.

Identidad organizacional

La Identidad organizacional (IO) da forma a la organización y a sus reacciones al influir en el significado de los eventos cuando éstos suceden.

Influencia la asignación de los recursos y puede ser motivacional. Dado su papel fundamental en cuanto a la toma de decisiones y en la toma de acciones, se sugiere que la identidad de una organización puede ser la principal limitación en su capacidad de adaptación. (Schneider, 2006)

Al analizar esta capacidad de cambio y de adaptación, que es primordial en el estudio de los SCA, en primer lugar debe considerarse el grado de fortaleza con que la IO es compartida por los miembros de la organización.

Como las creencias de los individuos pueden o no coincidir con la identidad colectiva, este grado es variable. El segundo elemento a considerar es el grado de singularidad / pluralidad, de la IO, lo que refleja la confluencia de las partes interesadas y sus intereses. En tercer lugar está el grado de (estabilidad / inestabilidad.)

Una IO fuerte se caracteriza por la influencia de pocos (hacia la singularidad) y mayor grado de

---

3   Ralph Stacey es profesor de Gerencia y Director del programa de Complejidad, Liderazgo y Cambio organizacional en la Maestría y el Doctorado de la Universidad de Hertfordshire en el Reino Unido. Como miembro del Institute of Group Analysis, durante varios años se ha dedicado a estudiar cómo la ciencia de la complejidad puede utilizarse para comprender las bases de la estabilidad y el cambio en las organizaciones. (Tait, 2010)

estabilidad, conducirá a la congelación de la organización, hacia un sistema no adaptativo. Lo contrario sería una identidad muy débil, caracterizada por el exceso de influencias (pluralismo) y también a un bajo grado de estabilidad, dará lugar a un caos y por consiguiente a un sistema no adaptativo. (Schneider, 2006)

Cultura organizacional vista desde la complejidad

En el campo de la salud, muchas discusiones sobre la cultura organizacional y la Gerencia del cambio han contrastado las teorías de gestión mecanicistas que hacen hincapié en el orden jerárquico y los mecanismos de control, oponiendo a ellas una visión más holística de la organización como sistemas complejos adaptativos, con énfasis en la flexibilidad descentralizada y el aprendizaje continuo. Tales discusiones, han profundizado en la individualización de los modelos mentales, las convenciones lingüísticas, y los sistemas de creencias, con los que se han enriquecido algunos entornos empresariales modernos. (Funderburk, 2011)

Los diversos puntos de vista sobre los diferentes tipos de modelos estudiados hasta la fecha podrían utilizarse como base para la promoción de cambios sistémicos y el mejoramiento de la calidad en la atención médica.

La cultura organizacional es el resultado emergente de negociaciones en curso sobre los valores, significados y propiedades entre los miembros de una organización y su entorno. (Douglas, 1985)

Los patrones que caracterizan el comportamiento de dos individuos "agentes" al interactuar en un determinado contexto pueden interpretarse en términos de intercambio de información, confianza, cooperación y competencia. A tal sentido, existen diversos modelos desarrollados para estudiar el Comportamiento Organizacional, las barreras contra el cambio y los elementos facilitadores del mismo:

- CO Canalizada. Un determinado tipo de atractor produce orden en el sistema. se generaliza a situaciones en las que un conjunto de sub-sistemas puede alterar el paisaje de adaptabilidad biológica de otros subsistemas, lo que resulta en co-evolución. Por ejemplo la consolidación de empresas farmacéuticas o de medicina prepagada en corporaciones cada vez mayores ha tenido un gran impacto en el área de salud. (Funderburk, 2011)

- Modelos Generativos. Las computadoras, producen patrones característicos del comportamiento de sistemas específicos a través de la especificación de parámetros que controlan la interacción entre los agentes dentro del mismo. Se utiliza para estudiar la dinámica social como un tipo de cálculo.

- La cultura organizacional como intercambio de conocimientos. Este enfoque define la CO como un repositorio de conocimientos relacionado con la capacidad de innovación de la organización. En este contexto, la cultura organizacional es vista como un facilitador o restrictor en los procesos de desarrollo del conocimiento. Otra perspectiva que enfatiza la Gestión del Conocimiento es el modelo de sistema dinámico, el cual considera al Conocimiento como la información codificada que se utiliza en la toma de decisiones de la organización. Una cuestión clave en este enfoque es cómo cada modelo mental se traduce en estrategias para definir el rendimiento del sistema y diagnosticar las causas raíz de sus problemas particulares.

- Redes Sociales. Ofrecen una forma de explorar la difusión de la información y el conocimiento en organizaciones. La estrategia general para la aplicación de esta técnica es identificar a cada individuo "agente", como un nodo en la red para examinar el flujo de la información "recursos del Conocimiento". Posteriormente, a través de medidas de ubicación, se puede asignar grados de importancia de los nodos dentro de la red.

- Modelos dinámicos de redes sociales. También conocidos como modelos socio- técnicos, integran modelos computacionales a dimensiones como el conocimiento, recursos técnicos, y las tareas en un entorno de red dinámica, a fin de analizar los vínculos entre la cultura y el aprendizaje organizacional, mediante la comunicación y la codificación de normas de conducta específicas. (Funderburk, 2011)

Liderazgo y movimientos sociales

El estudio de los movimientos sociales puede contribuir a la comprensión del liderazgo en un SCA. Los movimientos sociales son conjuntos de creencias y acciones capaces de generar cambios en los elementos de una sociedad. Están asociados con redes de grupos, con base en una identidad colectiva, que participa en la acción colectiva para lograr un cambio. (Schneider, 2006)

Los primeros movimientos sociales tendieron a centrarse en los sistemas de clase, mientras que los actuales son más diversos, mostrando una pluralidad de ideas y valores que a menudo no es clasista. Tienden a ser pragmáticos, e ideológicamente tienden a la búsqueda de reformas institucionales.

Los movimientos sociales difieren en el grado de radicalidad de sus posiciones y tácticas. Su éxito se basa en el atractivo que la ideología aporte al movimiento, y a la capacidad que tengan para movilizar a los interesados y a sus recursos, participando en procesos políticos. Otros factores que afectan el éxito, es su capacidad de participar en redes sociales, la manera en que se enmarcan las "propuestas del cambio" y las debilidades de la oposición. (Schneider, 2006)

Salud, sistemas y políticas

Los sistemas de salud son diferentes. Cada país tiene sus propios métodos de financiamiento, prestación de servicios y seguimiento de los resultados producidos por la gestión médica, los cuales están conformados por influencias políticas, culturales e históricas. Sin embargo, a lo largo del orbe se enfrentan a retos comunes, particularmente en lo que refiere al incremento de los costos, cambios demográficos, avances tecnológicos y aumento de las expectativas de los pacientes.

Al mismo tiempo, también comparten objetivos comunes como la necesidad de garantizar una atención de salud accesible y de alta calidad, que responda a las necesidades de la población, y que sea sostenible financieramente. El estudio entre intra-sistemas, permite explorar las formas en que diferentes países abordan sus problemas y objetivos particulares, estableciendo puntos de referencia entre datos comparables, y analizando las diferentes estrategias para posibles reformas. En última instancia, estos análisis tienen por objeto fomentar el aprendizaje entre los países, la elaboración de políticas públicas y la generación de mejores prácticas gerenciales a través del incremento de la calidad y el fomento al alto desempeño.

Los mayores retos

Variaciones en los patrones poblacionales, inequidades sociales persistentes o en aumento, fallas en el servicio, cambios políticos y estructurales, incremento en cuanto a precios y costos del servicio médico y márgenes de cobertura entre patrones, empleados y aseguradoras –en medio de una crisis económica y financiera global-, condiciones para la cobertura impuestas por las aseguradoras –tales como las cláusulas sobre enfermedades preexistentes-, dificultades y restricciones en el acceso del paciente a las medicinas con prescripción; entre otras necesidades y problemas por resolver, han definido el impulso político necesario para adelantar sendas reformas de salud alrededor del Orbe, las cuales abarcan desde la revisión de sus marcos legales y la modificación de sus sistemas de contribución, hasta la redefinición de políticas públicas.

Los grandes cambios planteados por las reformas de salud adelantadas a diferentes niveles en cada uno de estos sistemas, son parte de estos desafíos, pero no los únicos. En un mundo cada vez más globalizado, la forma de practicar la medicina se transforma dinámicamente, la telemedicina, el "ensamblaje" internacional de bebes, y el turismo de salud, nuevos patrones epidemiológicos –gripe porcina y recientemente el estallido de cólera en Europa-, a lo cual se suma el surgimiento de nuevas epidemias como por ejemplo, la obesidad o la diabetes, han abierto la puerta a la medicina global, y las transnacionales se preparan para entrar por ella.

Los cambios en los patrones de producción y consumo, impuestos por China e India, con las consecuentes modificaciones a la geografía de la transferencia de capitales, significan para las empresas de salud la creación o pérdida de nuevos mercados. De la capacidad que tengan para comprender y trabajar con y para tales culturas, dependerán las posibilidades de aprovechar dichos mercados.

Asimismo, debido a su creciente complejidad y constante evolución, la adopción, innovación y mantenimiento del componente tecnológico es naturalmente uno de los mayores retos para las empresas de salud, a la vez de lo que determinará su crecimiento o desaparición en un entorno cada vez más competido, no sólo en el ámbito nacional, sino ahora en el internacional. Algunas de ellas han tomado la delantera para compartir el conocimiento y hacerse participes del acontecer de otros países que fuera de los grandes consorcios informáticos, están desarrollando sus propios sistemas de datos o redes, y buscan exportarlos.

El cambio constante se ha convertido en el nuevo status quo del sector salud, cuyos mecanismos financiero, de planificación estratégica y de procesos están sometidos a un creciente estrés, debido a las constantes fusiones, adquisiciones, regulaciones y reingenierías que deben manejar. La tendencia es hacia la formación de equipos médicos y administrativos, liderados por gerentes con conocimiento y experiencia global, capaces de prever cambios en el entorno y diseñar estrategias para enfrentarlos con éxito. La multipolaridad del conocimiento sanitario comienza a sentirse, más allá de los tradicionalismos.

CAPÍTULO 2

LAS MEJORES PRÁCTICAS GERENCIALES

El término Gerencia Médica tiene varias acepciones. Puede referirse a aquellos programas que las organizaciones de salud establecen con el fin de prevenir y controlar enfermedades o mejorar la salud de sus pacientes; en otros casos, se refiere simplemente a los sistemas empleados para administrar los costos de la atención médica.

El término Gerencia Médica captura con amplitud, definiciones todavía más específicas, como la Gestión de Uso, la Gerencia de Casos y la Gerencia de Enfermedades.

La idea que una práctica gerencial sea mejor que otra resulta interesante, pero ¿cómo se determina? Básicamente debe ser susceptible de ser medida, y esta medida solo puede efectuarse a través de los resultados, lo cual representa el grado de éxito de los logros alcanzados. En principio, una buena práctica gerencial sería aquella que permita lograr el mayor grado de éxito en una gestión específica, lo cual lleva implícita una relación básica entre los resultados y el tipo de gestión determinada por los objetivos que se deseen alcanzar.

El concepto de mejores prácticas gerenciales implica buscar lo mejor de lo mejor entre los conceptos del negocio y adaptarlo a una realidad particular. Muchas industrias han investigado, analizado e identificado ciertas claves que pueden ser utilizadas para lograr un desarrollo sostenible y sobrevivir en una economía global. Hoy en día los negocios en cualquier sector alrededor del mundo deben considerar esas ideas adecuándolas a su escenario específico y a su estrategia de negocios.

En el caso de la gerencia de salud, implicaría la capacidad de adaptación a cambios rápidos signados por el desarrollo y la adopción de nuevas tecnologías, grandes y constantes transformaciones en el marco legal -incluyendo reformas constitucionales- la necesidad de competir en un entorno cada vez más globalizado -lo cual genera retos per se, como la trasmisión de nuevas enfermedades a una rata mayor y más rápida, cambios en los patrones migratorios, migración-emigración de personal médico-; mayores demandas y exigencias por parte de pacientes con mayor grado de información a su alcance; y la necesidad de hacerse más competitivos a fin de mantenerse en un mercado signado por la inclusión de nuevos y poderosos actores (China e India) y nuevas maneras de ejercer la profesión médica.

Mejores prácticas gerenciales pueden servir para definir el progreso de sistemas enteros u organizaciones en el ámbito nacional, pero depende de los líderes y de los gerentes el guiar a los individuos y a sus empresas a través de lo que vendría a ser el futuro gerencial; lo cual implica el interminable reto de navegar hacia lo desconocido, en un entorno globalizado y competitivo lleno de incertidumbres.

El objeto de desarrollar y adoptar mejores prácticas gerenciales es mejorar la capacidad de respuesta a lo desconocido. Implica garantizar el crecimiento, la productividad, mejorar los procesos, y mantener la calidad de productos y servicios.

Por supuesto que en un área tan importante como lo son los servicios de salud, la determinación de cuáles son las mejores prácticas gerenciales no corresponde a un individuo, sino que en un proceso que se mantiene en el tiempo mediante el estudio y la investigación constantes efectuadas por organizaciones y comisiones de acreditación, muchas de ellas creadas específicamente para tal fin. Las cuales anualmente efectúan rankings entre los cientos y miles de empresas, evaluando las prácticas gerenciales, los alcances de las mismas, definiendo estándares, para finalmente elaborar reportes que generalmente incluyen visiones prospectivas.

Además de las empresas acreditadoras y certificadoras, las organizaciones internacionales como la OMS, por ejemplo, también avalan ciertas prácticas gerenciales, basados en su experiencia, conocimiento y observación. Los cuales son utilizados por empresas, organizaciones vinculadas, e inversionistas, para planificar, soportando la toma de decisiones a todos los niveles.

Los procesos de certificación y los análisis inter-sistemas, permiten mejorar las estructuras organizacionales, sus procesos y resultados, pero su misión primordial es proteger a los pacientes, garantizando un nivel óptimo y consistente en cuanto a la prestación del servicio

En un principio, sólo existía la Comisión Mixta de Acreditación de Hospitales Joint Commission on Accreditation of Hospitals (JCAH). Hasta que Ernest Codman, un médico, propuso el proceso de normalización para los hospitales que se inició en 1910, y en 1917, el Colegio Americano de Cirujanos desarrolló las normas mínimas para el funcionamiento de los Hospitales, transfiriendo su programa a la JCAH en 1987, la JCAH cambió su nombre por la Comisión Conjunta de Acreditación de Organizaciones de Salud (JCAHO) y ahora se conoce simplemente como La Comisión Conjunta (The Joint Commission). (Brunt, 2008)

En la actualidad existen numerosas acreditaciones, y en países como USA, algunas sobreviven entre la controversia, mientras otras se encuentran bajo las alas de organizaciones divergentes. Desde su creación, la Comisión Mixta no ha tenido supervisión Federal. Los estándares impactan la gerencia médica en los siguientes aspectos:

- Incremento de la eficiencia. A través de la mejor utilización de los recursos, y el perfeccionamiento de los procesos y operaciones.

- Seguridad de los pacientes. A través de la disminución de errores médicos.

- La investigación sostenida en el tiempo de estas áreas, han permitido generar modelos gerenciales aplicables al:

- Uso de recursos: físicos, humanos, temporales. Apuntando al mejor aprovechamiento de los mismos, garantizando mejores resultados, y mayor eficiencia.

- Transferencia, almacenaje y compartimiento de conocimientos. Valorando el conocimiento y la experiencia del personal que labora en la organización como un activo. Establece procesos para transformar el conocimiento individual en conocimiento organizacional, que pueda ser transferido a nuevas generaciones, o utilizado en periodos de emergencia. Apunta a la disminución de errores médicos y el incremento de la eficiencia.

- Mejoras cualitativas. Parten de la optimización de la calidad, la garantía de sostenimiento a través del tiempo y durante los procesos de cambio, a fin de generar una praxis más segura, el alcance de metas y un comportamiento organizacional más efectivo, que permitan la permanencia y el crecimiento de la organización en un entorno competitivo.

Estos elementos no resultan excluyentes entre sí, y al contrario, se complementan. El conocimiento es la clave para el desarrollo de mejores técnicas de gestión, mientras que los datos y la información son necesarios para la "Gerencia de la enfermedad" y la medicina basada en evidencia.

En el área médica, se han desarrollado modelos gerenciales aplicables a cada uno de estos campos, que responden a las especificidades de los mismos. Así pues se habla de:

- Gerencia operativa o Gerencia de Uso (Operational Management / Utilization Management): referidos al uso de recursos y procesos.

- Medicina Basada en Evidencia (Evidence-Based Management): referido a cómo guardar y compartir información y experiencias. Guarda relación con la gerencia del conocimiento y con la teoría de la "organización inteligente".

- Gerencia de la Calidad: como su nombre lo indica, busca garantizar las mejoras cualitativas en cuanto a servicio a los pacientes.

En este trabajo, se explorarán las mejores prácticas gerenciales aplicables a la Gerencia de operaciones y de la Gerencia del Conocimiento, sin profundizar en las referentes a la Gerencia de Calidad.

Hoy en día se han desarrollado modelos que buscan integrar diferentes áreas, y se considera que tal es la tendencia en el campo, significando, por ejemplo, que un modelo de gerencia de calidad incorpora elementos de la gerencia del conocimiento y de la gerencia de procesos.

Por ser éste un campo tan vasto, y con tantas aplicaciones y extensiones, cada una de estas áreas se ha desarrollado de una manera muy amplia alrededor del orbe, y entre ellas no resulta extraña la convergencia ni la interdisciplinariedad. Un espacio, donde la teoría de la complejidad calza perfectamente.

1. Gerencia de recursos y procesos

Gerencia de Operaciones

Se refiere a la aplicación de herramientas matemáticas y estadísticas a fin de predecir y resolver problemas en cuanto a los procesos gerenciales y de negocios en el área correspondiente a los servicios de salud. Un ejemplo de ello sería la aplicación de la teoría de colas o "queuing theory" o del análisis de rutas críticas a fin de optimizar el acceso de los pacientes a la sala de emergencia de un hospital. Los analistas evaluarían los tiempos de espera en la sala de emergencias, a fin de determinar la mejor ruta y el proceso de atención más apropiado para reducir los tiempos de espera y mejorar el servicio en general.

Estas teorías permiten reducir los cuellos de botella, los tiempos de espera y la cantidad de horas extras que el personal debería servir, mejorando el proceso de atención del paciente.

El corazón de este tipo de gestión está en el análisis de los flujos de cada proceso y las capacidades implícitas de gestión, para lo cual se revisan, analizan y diseñan, entre otros, los siguientes procesos: selección tecnológica, mantenimiento de la calidad y cadena de suministro. Al tiempo que se revisa la estrategia operativa y la difusión del conocimiento.

Los elementos en los cuales se basa gerencia de operaciones son: el precio, el tiempo de respuesta, la calidad y el rendimiento.

Gerencia del Uso

Se basa en el control de costos, en el uso de los recursos, y en el comportamiento de los consumidores, y tiene como principal objetivo el mejor uso de los servicios, con el fin de alcanzar una mayor eficiencia.

La gerencia de uso evalúa las necesidades médicas y la eficacia e idoneidad en el uso de los servicios de salud, los procedimientos y las instalaciones de conformidad con las disposiciones de la salud aplicables, dentro del plan de beneficios, a veces llamado "revisión de uso" "utilization review." Comienza con las decisiones de compra en el momento de decidir cuáles productos y servicios deben ser incluidos en el paquete de procura, y se extiende entre los contratos con los proveedores, incluyendo aseguradoras y prestaciones de servicios.

El corazón de la gerencia de uso, es el concepto del médico de cuidado primario. En el cual un médico, generalmente especialista en medicina familiar o medicina interna o pediatría, es responsable por proveer todo el cuidado de atención primaria a sus pacientes, y determinará cuándo debe referirlos a otros especialistas, coordinando los tratamientos prescritos.

Este tipo de gerencia, hace imprescindible la implementación de sistemas avanzados de información y control, y formatos estandarizados como por ejemplo data de empleadores y set de información, HEDIS (Health Plan Employer Data and Information Set). Toda data generada, deberá recolectarse, a fin de analizarla estadísticamente y producir información relevante que ayude a futuro a mejorar la calidad del servicio prestado y los resultados de los tratamientos.

La gerencia de uso tiene que ver con los siguientes procesos: Comparaciones en la normativa de uso de la data cuantitativa, Políticas de reclutamiento de médicos y personal especializado, Socialización del grupo, objetivos y filosofía, Premiaciones como bonos, beneficios y permisos, Promociones y gerencia de calidad, Incentivos como financiamiento y reembolsos. Aumento de la eficiencia y la productividad.

Gerencia de Casos

La gestión de casos es un proceso colaborativo de evaluación, planificación, facilitación y promoción de las opciones y servicios destinados a la satisfacción de las necesidades de salud de los pacientes, a través los recursos comunicacionales disponibles para garantizar una alta calidad y resultados costo-efectivos. En los últimos años, la importancia de los servicios a través de la Gerencia de Casos se ha expandido como un elemento fundamental para los sistemas de gestión médicos.

Gerencia de Enfermedades

La gerencia de enfermedades en un sistema coordinado de atención de salud, a través de intervenciones y comunicaciones, en las cuales se estimulan los esfuerzos del paciente por auto-cuidarse.

La gerencia de enfermedades soporta al médico o a los especialistas de salud envueltos, haciendo hincapié en las relaciones con el paciente y el plan de cuidado, enfatizando la prevención y las posibles complicaciones, para lo cual se utilizan guías desarrolladas a través de la evidencia clínica, y se practican estrategias de empoderamiento a los pacientes, para posteriormente evaluar los resultados en términos clínicos, humanos y económicos, con el objetivo primigenio de mejorar la salud en general. La información recolectada se reciclará permitiendo la futura mejora del proceso.

Los componentes de la Gerencia de la Enfermedad, incluyen: procesos para la identificación de la población, directrices basadas en la evidencia práctica, modelos colaborativos entre médicos y proveedores, educación para los pacientes incluyendo prácticas de prevención y programas de modificación de la conducta.

Integración

La tendencia observada en las organizaciones de salud de vincular diferentes tipos de gerencia, como por ejemplo gerencia de casos y gerencia de enfermedades, es cada día mayor, lo cual se ha facilitado mediante el desarrollo de sistemas de información cada vez más complejos, que han incrementado las posibilidades de intercambio de data entre tales programas. Sin embargo, debido a regulaciones y por exigencias de las organizaciones certificadoras, también los mantienen por separado.

2. La Gerencia del Conocimiento en el contexto de la Salud

Hoy en día, la Gerencia del Cocimiento es un campo amplio y multidisciplinario que abarca muchos enfoques. En términos generales puede ser definida como la captura, organización, y almacenamiento del conocimiento; sumada a la experiencia de trabajadores individuales y grupos dentro de una organización, y la capacidad de compartir dicha información. El concepto también debe incluir el aprendizaje acelerado; una estrategia de captura y codificación del conocimiento. (Bali R. K., 2007)

El desarrollo conceptual y práctico de la Gerencia del Conocimiento, desde una perspectiva de negocios, como teoría aplicada al desenvolvimiento organizacional que implica el manejo explícito y sistemático del conocimiento, se le considera un fenómeno reciente. McInerney lo sitúa operativamente a mediados de la década de los 90. (McInerney, 2011)

En el área clínica, se repite el mismo fenómeno. Aunque desde la antigüedad, existen innumerables registros sobre la captación y compartimiento de descubrimientos y procesos, la aplicación del término a la organización moderna es bastante reciente.

Si bien puede parecer inapropiado suponer que la gestión del conocimiento en el cuidado de la salud no tiene precedentes (porque, evidentemente, existen demasiados antecedentes que demuestran lo contrario), sería igualmente incorrecto ver la actual ola de aplicaciones tecnológicas y nuevas prácticas gerenciales como menos que una extensión del pasado, pues la realidad es que las tecnologías modernas ofrecen a médicos, administradores, líderes y pacientes, cantidades inimaginables de información, de una complejidad enorme. (Bali R. K., 2007)

La gerencia del conocimiento no se refiere solamente a tecnología, aunque cada organización decidirá su propio enfoque. En todo caso, el objeto de la gerencia del conocimiento es soportar a la organización para que alcance de sus metas.

La gerencia del conocimiento nace de la organización y debe considerar su realidad y el contexto de cada caso específico, a fin de generar un diseño extenso, adaptativo, completo y, centrado en el personal. Implica la gestión sistemática y explícita de los conocimientos relacionados con las actividades, prácticas, programas y políticas dentro de la organización. En consecuencia, la viabilidad de la empresa depende directamente de:

- La calidad competitiva de sus activos de conocimiento

- La aplicación exitosa de estos activos en todas sus actividades empresariales, es decir, la realización del valor de los activos de conocimiento.

Desde una perspectiva ligeramente diferente: "El objetivo de la Gestión del Conocimiento es construir y explotar el capital intelectual eficaz y remunerado." Este objetivo es válido para la organización en su totalidad y para todas sus actividades, e implica una complejidad considerable.

Las organizaciones de salud, tanto grandes como pequeñas compiten por ver quién integra primero esta poderosa herramienta a su infraestructura. En esencia, se incorporan los procesos organizacionales que buscan la combinación sinérgica de datos e información con la capacidad de procesamiento que aportan las tecnologías de la información y la capacidad creativa natural en los seres humanos.

Para que una organización sanitaria tenga éxito, necesita sobresalir en una serie de procesos claves (es decir, el diagnóstico del paciente, tratamiento, atención, etc.) indispensables para el cumplimiento de su misión. Si los procesos son repetitivos, la automatización es posible a través del uso de las Tecnologías de la Información (TI). El conocimiento médico se deriva de decenas de fuentes múltiples, por lo que los principios de diseño para la gestión del conocimiento, el intercambio y su impacto global son una mezcla compleja de problemas caracterizados por diversos determinantes culturales, legales, normativos y sociológicos. (Bali R. , 2010)

Los acontecimientos mencionados en diversas áreas de tecnología de la información pueden resumirse en tres características: la movilidad, la convergencia digital y la escala de masas. Los servicios

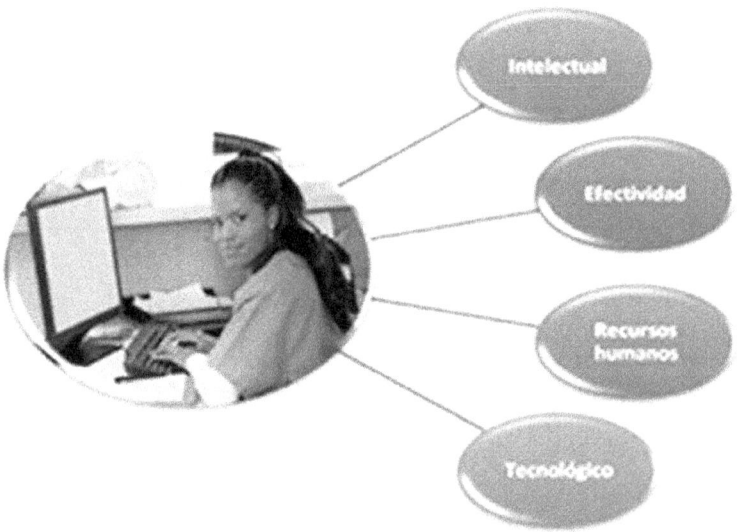

Ilustración 6: Gerencia del Conocimiento. Áreas de Enfoque.
Fuente: Adaptado de (Wiig, 1999)

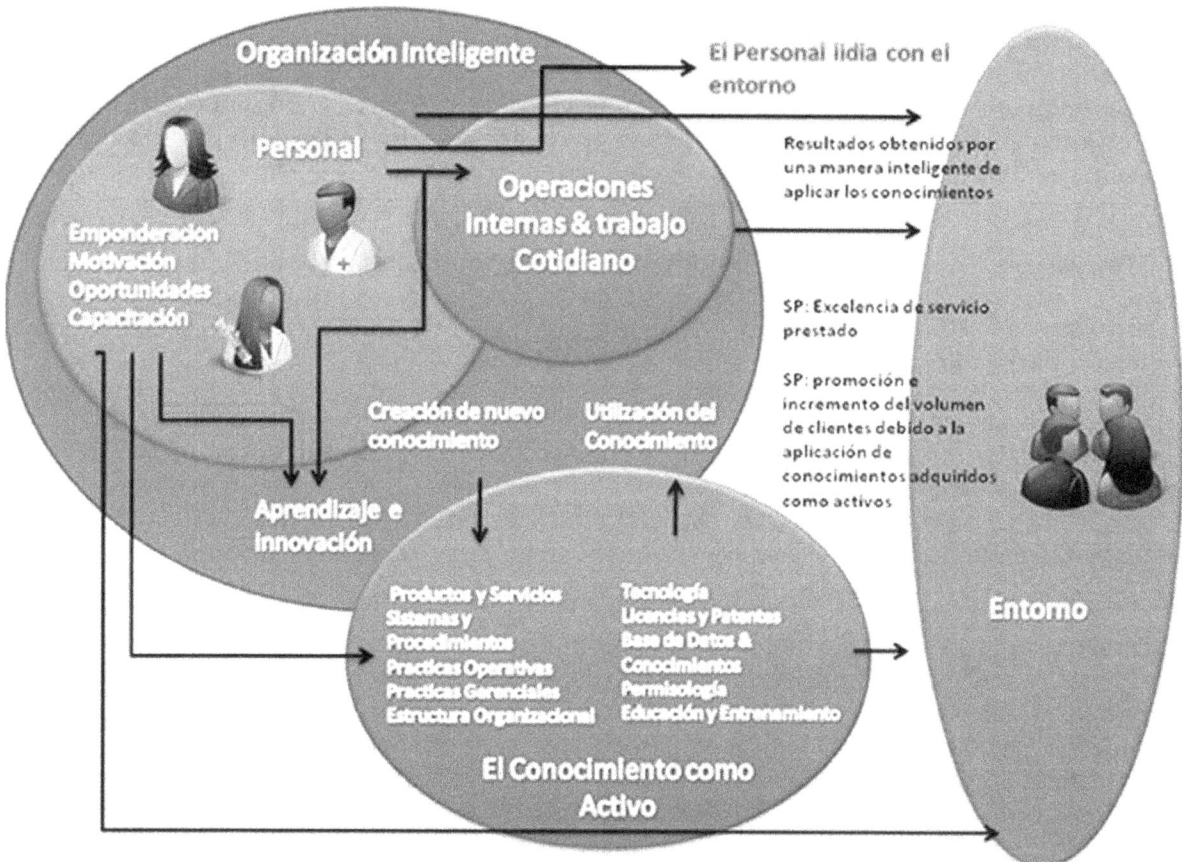

Ilustración 7: El Conocimiento como activo y la innovación del aprendizaje.
Fuente: Propia, adaptado de (McInerney, 2011)

informáticos se han vuelto más móviles, siguiendo a los usuarios en cuanto a costumbres e intereses. Al mismo tiempo, la convergencia será cada vez mayor en cuanto a las señales digitales. Por ejemplo, lo llamado "triple - play" (combinación de banda ancha Internet, teléfono y servicios de TV) o "cuádruple play" (agregando a Internet móvil) ha dado como resultado una rápida convergencia digital en el contenido de los medios, el almacenamiento y los mecanismos de distribución, los cuales han creado grandes trastornos en las industrias de los medios de comunicación y de la comunicación. (Locke E. A., 2009)

El uso de dichas plataformas en el área de la salud es una realidad en diversas partes del mundo, aunque todavía mucha menor escala que en otras industrias, el experimento ha sido positivo. Las mismas en otras áreas, han generado cambios que pueden ser agrupados en las siguientes categorías: (Locke E. A., 2009)

- Mejora de la eficiencia a gran escala, en cuanto a los procesos de negocio y transacciones.

- Optimización de las comunicaciones, el acceso a la información, la toma de decisiones y el intercambio de conocimientos.

- Cambios en la base de la estructura de la competencia y la industria en beneficio de la empresa

- Explotación de nuevos modelos de negocio.

Estas categorías no son excluyentes, y una empresa en particular puede efectuar varias al mismo tiempo mediante el uso eficaz de las diversas capacidades de las nuevas tecnologías. Debido a que dicho conocimiento ha sido creado por los seres humanos, como resultado de la interpretación de la información (por ejemplo, la revisión crítica de artículos de revistas y dando sentido a los sitios de salud en Internet), existe un nivel de subjetividad que puede crear incertidumbre, y riesgo inherente de una mala interpretación cuando el usuario no posee las habilidades y herramientas para tomar decisiones sensatas acerca de aplicación del conocimiento a la solución de un determinado problema.

El mayor valor de la gerencia del conocimiento en el área de la salud es que generalmente ayuda a esclarecer nuevos conocimientos médicos, no sólo en cuanto al mejoramiento de la calidad del servicio, sino también específicamente para la generación de nuevas intervenciones clínicas y la reducción y la eliminación de las desigualdades en cuanto a salud y atención médica. (Bali R. , 2010)

Vista de esta manera, la gerencia de salud proporciona ventajas rentables que permiten, una alta calidad de atención médica en cualquier tipo de entorno, tanto rural como urbano; al tiempo que proporciona ventajas tanto para la parte clínica como para la administrativa, lo cual le permite enfrentar los numerosos desafíos que en la actualidad confronta la gerencia de la salud, convirtiéndola en una herramienta indispensable para cualquier organización médica con visión de futuro.

Actualmente, numerosas organizaciones de salud especialmente en países en vías de desarrollo experimental gran escasez de expertos en el área médica. En tales casos, la GC puede representar un gran impacto en cuanto a procesos de formación. Lo cual podría extenderse a la creación de un entorno real para la transferencia de conocimiento en cuanto a talleres, comunidades de práctica y todo lo que implique intercambio de conocimientos, sin obviar el hecho de que la revolución informática de salud presenta por sí misma nuevos retos tales como la avalancha de sobrecarga informativa.

Otra ventaja es que los problemas médicos, por su naturaleza requieren de un enfoque multidisciplinario y en este sentido la GC resulta ideal. Cuando se introduce correctamente, puede mejorar grandemente la práctica clínica promoviendo la atención de calidad. Debido a que la profesión médica está basada en el compartimiento de la información y del conocimiento, la GC ofrece herramientas indispensables para la búsqueda e intercambio de ambos.

De aquí que la GC haya sido aplicada con anterioridad en las organizaciones de salud, incluso antes de que ésta fuese reconocida como disciplina; en la forma de técnicas relativas al comportamiento organizacional, el trabajo en equipo, la inteligencia artificial, el liderazgo, el entrenamiento, y la motivación.

Los recientes avances en las ciencias de la computación, en el campo de la tecnología de la información, han dado lugar a avances metodológicos en las ciencias biológicas y moleculares, permitiendo importantes adelantos en el área cuántica, en la medicina molecular y sub-molecular, al tiempo que ha catalizado el desarrollo de nuevos campos de estudio, como la medicina proteómica, fenómica, la nutrigenómica y la farmacogenética.

De igual manera, con la aparición de la eHealth (medicina electrónica / o atención virtual), las ciencias relativas al comportamiento y a la población, están al borde de un desarrollo similar, desde el punto de vista de la información basada en la tecnología. El eHealth se ha constituido en una alternativa que pronto permitirá la integración en tiempo real -como nunca antes había sido posible- de grandes cantidades de data biológica, comunitaria, y de comportamiento.

Estos algoritmos como herramientas para soportar la toma de decisiones de los científicos, podrían facilitar el análisis y la interpretación de data poblacional a fin de generar planes de desarrollo y mejoramiento de las comunidades. Considerando por ejemplo el análisis de perfiles de riesgo, el desarrollo de medicina preventiva de acuerdo con los mismos y la implementación de planes comunitarios de salud para resolver problemas específicos. Esta confluencia de tres conceptos aparentemente dispares como lo son estudios poblacionales, la medicina, y la informática, guardan similitudes con el creciente campo de la GC.

Comprender y desentrañar los factores determinantes de multitud de enfermedades, particularmente en el contexto de la salud urbana y las desigualdades de la salud, requiere un enfoque multidisciplinario para el desarrollo de perspectivas integradas y viables. (Bali R. K., 2007)

Ball y Bierstock (2007), sostienen que las tecnologías facilitadoras deben apoyar tanto los flujos de trabajo como los del pensamiento para facilitar la labor de los médicos. Mientras la adopción de las nuevas tecnologías signifique un aumento de la carga de trabajo para los médicos, ésta continuará siendo difícil de implementarse. (Rouse, 2008)

Una cosa es cierta, para gerenciar un organismo tan complejo como una organización de salud, no resulta suficiente ninguna teoría por sí sola, ni la GC podría funcionar aislada de otras teorías o herramientas. ¿Cómo puede una Organización, beneficiarse de la GC y convertirse en una Organización Inteligente?

Objetivos y funciones de un sistema

Anthony Shih, Vicepresidente el ejecutivo de programas del Commonwealth Fund, identifica los seis atributos de un sistema ideal de salud. (Shih, 2008)

• Continuidad en la información. La información clínica relevante de los pacientes, está disponible para todos los proveedores desde el punto de atención primaria y luego a través de historiales médicos electrónicos.

• Coordinación entre los diferentes especialistas, a través de todo el proceso de atención médica.

• Rendición de cuentas. Existe una clara responsabilidad en cuanto a la transmisión de data financiera y el sistema es capaz de generar reportes confiables sobre los costos en que ha incurrido y los servicios prestados.

• Trabajo en equipo de alto valor, alta calidad del servicio prestado. Los proveedores (incluyendo enfermeras y otros miembros de los equipos de atención) dentro de sus parámetros, comparten la responsabilidad de la rendición de cuentas y de la revisión del trabajo de los demás, colaborando para efectuar sus servicios, al tiempo que mantiene altos estándares y valor agregado.

• Innovación Continua. El sistema es capaz de innovar constantemente, y de aprender con el fin de mejorar la calidad, el valor y las experiencias de los pacientes.

• Fácil acceso a una atención adecuada. Los pacientes tienen fácil acceso a la atención médica adecuada y a la información necesaria a todas horas. Deben haber múltiples puntos de entrada al sistema, con proveedores culturalmente competentes e identificados con las necesidades de los pacientes. (Shih, 2008)

Integrando la Teoría de la Complejidad y la de las Organizaciones Inteligentes a la Gestión del Conocimiento

El desempeño en los negocios no es más que la aplicación del Conocimiento y los resultados dependen de la calidad del mismo. Por ende el área que explica como adquirir, guardar y compartir el Conocimiento, que es la Gerencia del Conocimiento, reviste una enorme importancia.

El aprendizaje organizacional –en cuanto al pensamiento sistémico- y la teoría de la complejidad –y su aplicación en los negocios-, comparten una visión integrada de la Gerencia del conocimiento. (McElroy, 2002)

Hoy día se sabe que el Conocimiento es la última y única fuente sostenible de ventajas competitivas en los negocios. A diferencia de las otras formas de activos, como por ejemplo el capital-tierra, equipo, trabajo y dinero, el conocimiento es teóricamente infinito. Siempre hay una nueva idea a la espera de ser descubierta, nuevas formas de hacer las cosas, nuevos productos, nuevas estrategias, nuevos mercados.

Los sistemas complejos son, por definición, Organizaciones Inteligentes que aprenden y la Teoría de la complejidad puede contribuir en mucho a la gerencia del conocimiento y a la organización. Cada uno de ellos tiene elementos que complementan a las demás, y la gerencia de las organizaciones de salud es tan compleja, que una teoría aislada no puede resolver los problemas que presenta.

Desde el punto de vista de la teoría de la Complejidad, el comportamiento de una organización de salud, se asemeja al de seres vivos, como un banco de peces o una bandada de pájaros. Y considerar los principios de dicha teoría para su análisis resulta bastante apropiado, permite, digámoslo así, ventajas gerenciales para la toma de decisiones, ahorro de tiempo y esfuerzo, la comprensión en tiempo real de procesos que abordados de otro modo serán incomprensibles.

La teoría de la Complejidad, permite explicar el comportamiento de organizaciones o sistemas, aparentemente "desordenados" o incluso "caóticos". Yendo más allá, indican que la etapa más creativa de un sistema, es decir, el punto en que los comportamientos emergentes surgen inexplicablemente, se encuentra entre el orden y caos. Stuart Kauffman[4], investigador del Santa Fe Institute, señala que los sistemas complejos producen sus exhibiciones más creativas en la región conductual que él denomina "al borde del caos."

En cierto sentido, los sistemas complejos innovan mediante la producción de brotes espontáneos y sistemáticos de novedades, de los cuales emergen nuevos patrones de comportamientos. Los patrones que pueden ayudar a un sistema adaptarse exitosamente a su entorno son estables y repetidos, aquellos que no lo son, resultan un retraso para el sistema.

En la Ilustración 11: Modelo de sistema complejo adaptativo podemos ver el papel desempeñado por el Conocimiento en una representación de sistemas vivos complejos y el "sistema de reglas" y las "Normas" que produce. [5]

---

[4] El profesor Stuart Kauffman es uno de los principales investigadores del Instituto Santa Fe (institución sin fines de lucro dedicada al estudio de sistemas complejos), donde ha desarrollado una labor pionera en el área de la Teoría de la Complejidad y de los Organismos Complejos Adaptativos. Ha escrito numerosos libros sobre el tema, desarrollando su línea de investigación entre las diversas áreas de la biología, incluyendo conjuntos autocatalíticos, redes reguladoras de genes en la biología del desarrollo, y la biología evolutiva.

[5] A medida que el sistema recibe información de su entorno, responde de acuerdo al Conocimiento contenido en su "conjunto de reglas". Las acciones serán determinadas por dicho conocimiento, y provocarán efectos en el sistema, retroalimentándolo y provocando un "sistema de referencias" a futuro.

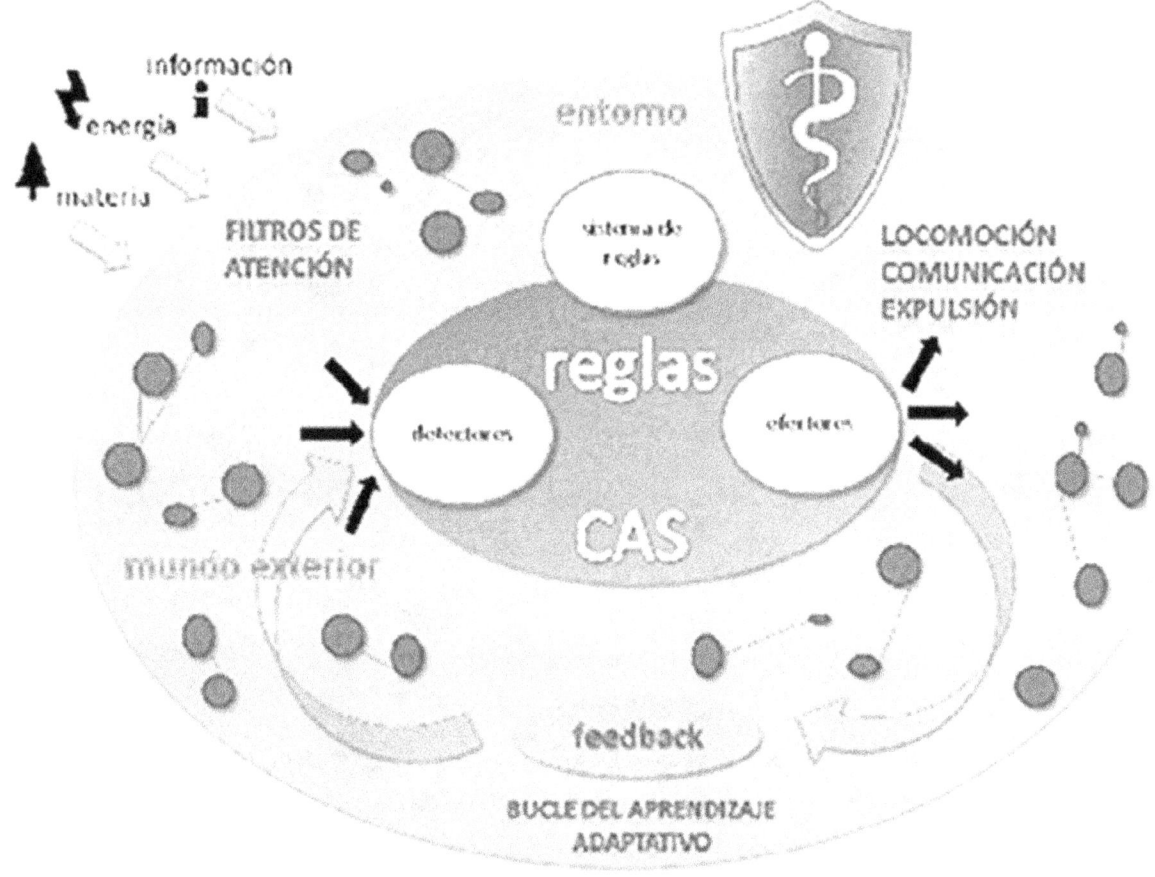

Ilustración 8: Modelo de sistema complejo adaptativo [1]
Fuente: New England Complex Systems Institute (About Complex Systems, 2011)

---

1   Gráfico creado originalmente por Marshall Clemens, a miembro del NECSI y presidente de Idiagram CA in Lincoln, MA. y rediseñado por la Autora.

En este modelo, se representan las tres etapas que el autor considera fundamentales en cuanto a la evolución del Conocimiento: Producción de Conocimiento, Validación e Integración. (McElroy, 2002)

Hoy en día se reconoce que la organización y no solamente quienes en ella trabajan, tienen conocimiento. Por ende existe un aprendizaje personal y el aprendizaje organizacional. Ver: Ilustración 13: Modelo de Aprendizaje Organizacional. El aprendizaje individual conduce al conocimiento individual; el aprendizaje organizacional, lleva al conocimiento colectivo.

Este modelo muestra la relación entre dos ciclos de aprendizaje, aprendizaje individual y el aprendizaje organizacional. El aprendizaje individual está formado por el conocimiento organizacional en cuanto a modelos mentales, mientras que el conocimiento organizacional se produce colectivamente por los individuos que en ella trabajan. Al comparar estos elementos, dentro del análisis propio de la teoría de los Sistemas Complejos Adaptativos, tenemos la siguiente correspondencia:

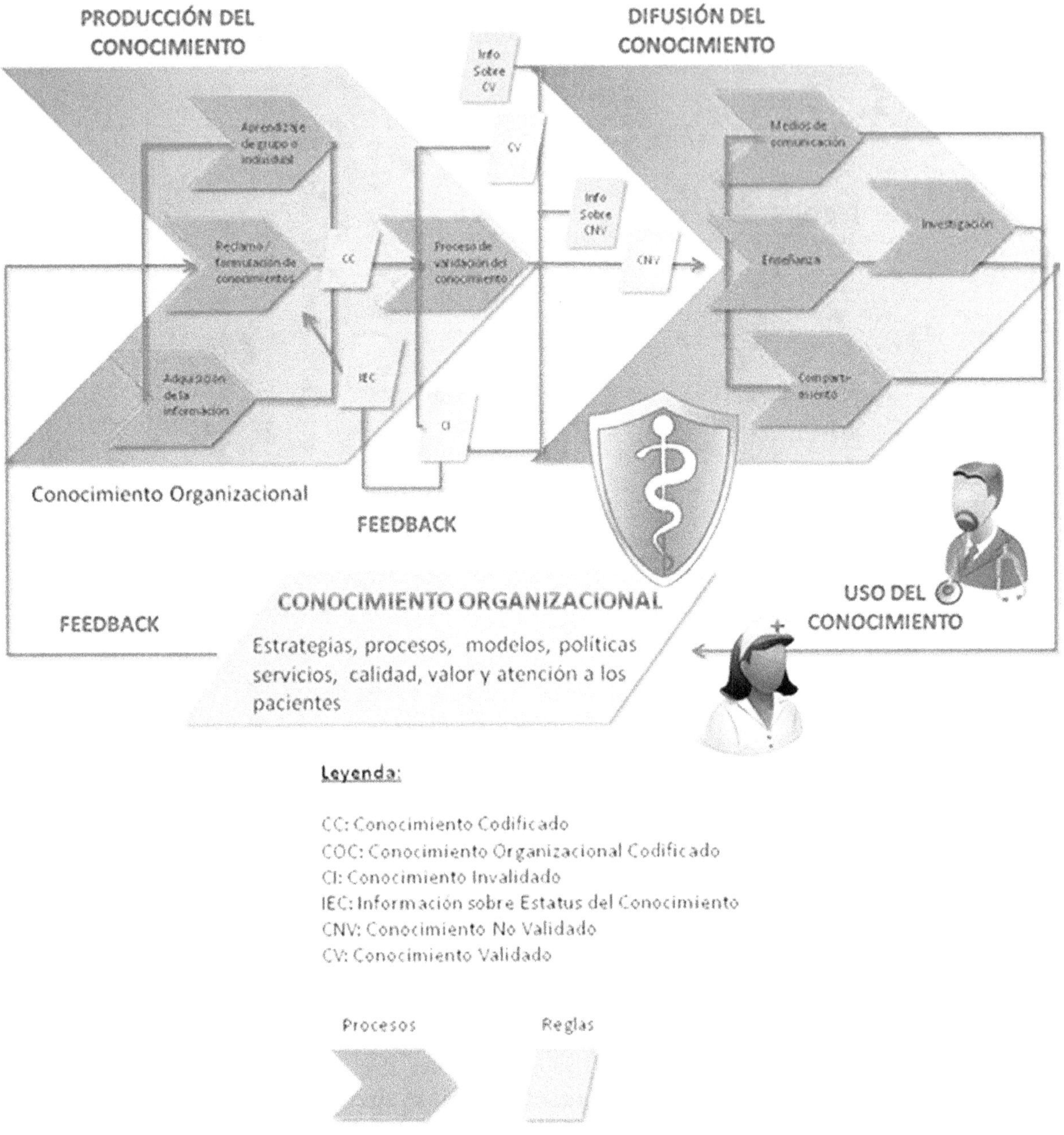
PRODUCCIÓN DEL CONOCIMIENTO
DIFUSIÓN DEL CONOCIMIENTO
Info Sobre CV
CV
Info Sobre CNV
CNV
CC
IEC
CI
Aprendizaje de grupo o individual
Reclamo / formulación de conocimientos
Proceso de validación del conocimiento
Medios de comunicación
Enseñanza
Investigación
Conocimiento Organizacional
FEEDBACK
FEEDBACK
CONOCIMIENTO ORGANIZACIONAL
Estrategias, procesos, modelos, políticas servicios, calidad, valor y atención a los pacientes
USO DEL CONOCIMIENTO
Leyenda:
CC: Conocimiento Codificado
COC: Conocimiento Organizacional Codificado
CI: Conocimiento Invalidado
IEC: Información sobre Estatus del Conocimiento
CNV: Conocimiento No Validado
CV: Conocimiento Validado
Procesos
Reglas

Ilustración 9 Ciclo de Vida del Conocimiento
Fuente: Adaptada de (McElroy, 2002)

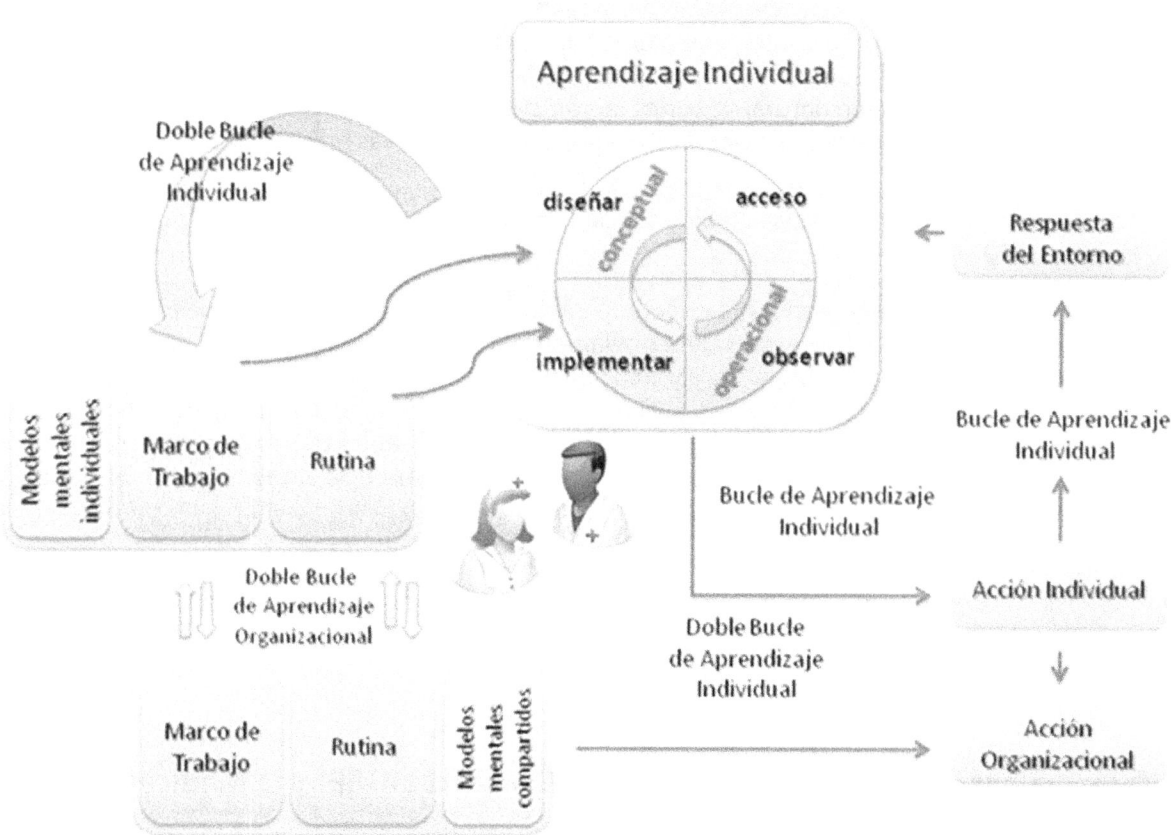

Ilustración 10: Modelo de Aprendizaje Organizacional
Fuente: Adaptada de (McElroy, 2002)

Gerencia Basada en la Evidencia (GBE) o Evidence Management

La Medicina Basada en Evidencia es considerada el estandarte de oro en la práctica médica. La "evidencia" es información validada y arbitrada, por la comunidad científica, proveniente de estudios clínicos, la cual es utilizada para crear herramientas para los médicos, como guías para su praxis cotidiana, aportando criterios para subsecuentes revisiones. Infortunadamente, la calidad de la evidencia varía dependiendo del tipo de estudio clínico que fue conducido. El proceso de revisar y calificar la calidad de la evidencia frecuentemente debe incluir esfuerzos para traducir dicha evidencia a recomendaciones prácticas. Un concepto comúnmente aceptado es:

La gerencia basada en evidencia (GBE) es el uso consciente, explícito y juicioso de la actual y mejor evidencia disponible, para la toma de decisiones. (Stewart, 2002, p. 12)

A tal respecto, deben aclararse los significados que la autora otorga a las palabras "consciente", "explícito" y "juicioso". La primera significa que los directivos consideran que una evidencia es relevante para la toma de una decisión, lo cual implica que como opción su adopción /o no, puede representar cambios significativos. Por "explícito", la autora señala que la naturaleza de la evidencia elegida se ha basado en los resultados de un proceso de examinación previa; y por "juicioso" implica que la evidencia seleccionada proviene de la cuidadosa selección de la misma y de la fiabilidad de las pruebas aportadas.

La medicina basada en evidencia es una herramienta para promover la eficiencia y la efectividad de las prácticas clínicas. Implica la integración de la evidencia científica, la experiencia clínica, las preferencias del paciente y los valores sociales y culturales en la toma de decisiones médicas. Su uso se debe a la confluencia y la evolución natural de varios factores: las fuerzas de la competencia, las demandas del mercado, las nuevas prácticas de operación y gestión, y las nuevas tecnologías de la información.

> En una época de rápidos cambios, para tomar decisiones, los gerentes son menos capaces de basarse en conocimientos previos y experiencia, y deben buscar la mejor evidencia disponible. (Stewart, 2002, p. 7)

Resulta preciso aclarar, que en la praxis cotidiana muchas decisiones rutinarias se toman con base a la experiencia personal del gerente, quien obviamente no todo el tiempo tendrá ni el tiempo ni la disposición para investigar y buscar mayor información. Tampoco se espera que lo haga. La (GBE) está reservada para decisiones importantes o inusuales, sin embargo, una recomendación general es que al igual que en los demás conocimientos médicos, los responsables deben hacer del autoanálisis un hábito, a fin de verificar si sus decisiones basadas en la experiencia siguen siendo relevantes o apropiadas.

Por otra parte, si bien la aplicación de la GBE en las organizaciones de salud ha sido recibida con gran entusiasmo, y se aplica con éxito en los EEUU y el UK, en ningún modo ha estado exenta de polémica, por lo que es preciso recordar que la evidencia está socialmente determinada, lo cual quiere decir que sólo puede utilizarse como prueba si los demás la aceptan como tal. (Stewart, 2002)

Diferencia entre la Gerencia Basada en la Evidencia (GBE) y la Medicina Basada en Evidencia (MBE)

Obviamente existen grandes diferencias entre los problemas que enfrentan los médicos y los gerentes, aunque también existen ciertas similitudes que pueden ayudar a comprender mejor ésta herramienta:

- La necesidad de trabajar sobre la base de la evidencia se ha hecho más necesaria recientemente debido a la manera en que los cambios actuales y rápidos afectan su desempeño. Otro factor de este incremento es que los gerentes de hoy son más responsables de sus acciones que en el pasado. Sencillamente, se espera más de ellos y deben hacer más cosas por sí mismos y en menos tiempo.

- El desarrollo en los campos de la medicina y la gestión, aunado a cambios en las esferas políticas,

Aprendizaje Organizacional	Sistemas Complejos Adaptativos
Observación de la experiencia concreta	Detecta el mundo exterior
Evalúa las observaciones efectuadas	Elabora un sistema de reglas para comprender lo que sucede
Diseña respuestas a partir de conceptos abstractos	Crea conocimiento
Implementa (prueba los conceptos)	Reacciona (se mueve, se comunica, actúa)
Responde al entorno	Responde al entorno, generando una experiencia

Tabla 2: Aprendizaje Organizacional Vs Sistemas Complejos Adaptativos
Fuente: (McElroy, 2002)

sociales, económicas y técnicas, significa aprendizaje en tiempo real.

- Tanto médicos como gerentes se sienten presionados para tomar decisiones, deben decidir cuándo y cómo recoger más información.

- Tanto la medicina como la gerencia son artes y a la vez ciencias, donde la intuición y la habilidad innata son importantes. (Stewart, 2002)

La GBE Información y Conocimiento

La Gestión Basada en la Evidencia se trata de cómo buscar la información necesaria para luego utilizarla. En la Ilustración 14: GBE Requerimientos para una buena información, se señalan los elementos necesarios para que cierta información sea útil. Partiendo de una data no procesada, se tiene que la calidad de la información que se utiliza es parte esencial del proceso.

El Instituto de Ciencias de la Salud Oxford, promueve un plan de cinco etapas para una mejor Gestión del Conocimiento:

- Producción de conocimiento, que produzca la información que los Gerentes de salud necesitan.

- Almacenamiento, permitiendo que dicho conocimiento esté disponible.

- Evaluación del Conocimiento, a fin de determinar su calidad y pertinencia.

- Aplicación del Conocimiento de aplicación: llevar la investigación a la práctica.

- Mercadeo del Conocimiento. Formar asociaciones público-privadas para difundir el conocimiento.

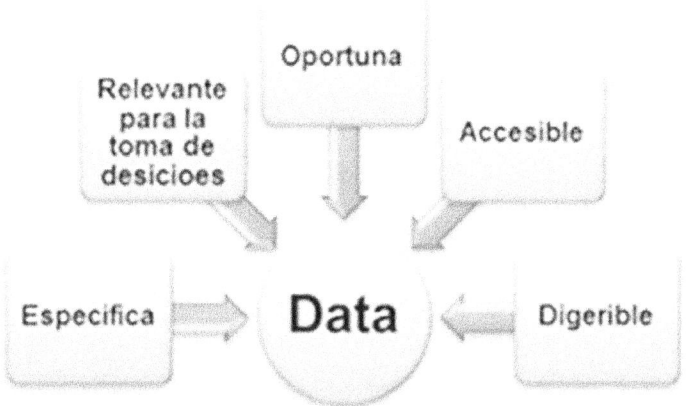

Ilustración 11: GBE Requerimientos para una buena información
Fuente: (Stewart, 2002)

CAPÍTULO 3

KAISER PERMANENTE EN USA
Y EL NATIONAL HEALTH CARE SYSTEM (NHS)
EN EL REINO UNIDO

La Organización Mundial de la salud reconoce la necesidad de estudiar a profundidad los sistemas a fin de fortalecerlos y o mejorarlos, debido a que cualquier estrategia de intervención debe partir de la anterior evaluación. (WHO, 2009)

En este capítulo se describen los sistemas de salud norteamericano, británico y venezolano, con énfasis en Kaiser Permanente, y el National Health Care System y el sistema de salud pública, tal y como ha existido en Venezuela. A tal sentido se revisan sus características, estructura, y funcionamiento, a fin de sentar las bases sobre las cuales desarrollar a futuro los objetivos planteados por el estudio. Para ello se ha partido de una revisión histórica contemporánea de la profesión médica y la práctica gerencial en dichas latitudes.

Aproximación histórica a la Gerencia de Salud en GRB y USA

Durante los últimos 20 años, las organizaciones de salud han cambiado drásticamente, buscando mejorar la forma en que prestan sus servicios. Sus objetivos han sido reducir los costos de entrega, proporcionar una mejor calidad e incrementar la accesibilidad. Han aprendido a ser más rentables en medio de la creciente escasez de recursos a su disposición. Estudios efectuados a organizaciones exitosas, demuestran que la eficiencia operativa y estratégica puede ser adquirida a través de la aplicación de modelos exitosos y estrategias gerenciales de vanguardia, pero esta visión es nueva.

Podemos decir que hasta la primera parte del siglo XX, muy pocos eran los hospitales u organizaciones de salud creadas pensando en mejorar la salud de los pacientes. En aquellos tiempos cuando ni siquiera existía la noción de lo que era la asepsia, y no se conocían ni los antibióticos ni la anestesia, los hospitales subsistían de dos maneras, o bajo el ala de algunas órdenes religiosas o por el apoyo de fortunas particulares de gran influencia social.

Quienes tenían suficiente dinero eran cuidados en sus hogares por sus familiares, donde recibían también a sus médicos. Quienes no tenían otra alternativa que ir a los hospitales, lo hacían por ser muy pobres, y carecer de familiares que cuidasen de ellos. En aquellos días, ir a un hospital era considerada una sentencia de muerte.

Sin embargo a fines del siglo XVIII y principios del siglo XIX, gracias a los avances científicos de Joseph Lister (1867), Louis Pasteur (1860), and Robert Koch (1890) quienes abrieron camino a la teoría de los gérmenes, la cirugía antiséptica, la anestesia, y el descubrimiento de los antibióticos, los hospitales se comenzaron recibir a quienes buscaban aliviar sus sufrimientos, más que morir.

Debido al impulso de los nuevos descubrimientos, y a la mayor afluencia de pacientes que buscaban beneficiarse de ellos, los hospitales comenzaron a multiplicarse en las ciudades y para 1875 en los Estados Unidos, ya se habían construido 170 hospitales. (Horowitz, 2010)

En 1876, la Universidad Johns Hopkins, introdujo un currículum médico riguroso, que incluía una práctica clínica extensiva. En los años por venir disminuyó grandemente la tasa de mortalidad materno-infantil, y la tasa de decesos causados por Enfermedades infecciosas y cirugías. (Buff, 2010) En 1881, Clara Barton, una enfermera famosa por su arduo trabajo durante la Guerra Civil, inspirada por sus experiencias con la Cruz Roja Europea, fundó la Cruz Roja Norteamericana. (Somervill, 2007)

La Revolución Industrial, generó un crecimiento poblacional sin precedente y migraciones masivas hacia las urbes, lo que significó la creación en Estados Unidos e Inglaterra de nuevos hospitales, los cuales comenzaron a extenderse más allá del ala religiosa que había mantenido los primeros. Ahora serían verdaderos complejos urbanísticos que albergarían las nacientes macro-organizaciones. También se hizo necesaria la generación de modelos que permitiesen el estudio de la actividad gerencial a fin de garantizar la eficiencia y la productividad.

Al principio los procesos se enfocaron hacia el control de recursos, según los tempranos sistemas de la lógica mecanicista, que a través de una autoridad central, controlaba estrictamente los procesos e insumos mediante la división del trabajo horizontal, con funciones claramente identificadas y una estructura organizacional de forma piramidal. Fue ésta la época del pensamiento de Max Weber (1881-1961), el creador de la burocracia ideal. (Lawton Robert Burns y Elizabeth H. Bradley, 2011)

A la labor gerencial de los hospitales se les llamaba "superintendencia" y generalmente era efectuada por enfermeras con muy poco entrenamiento, pero que intuitivamente habían asumido responsabilidades administrativas, aunque también actuaban como superintendentes, algunos doctores, y monjas católicas. En 1890 un primer grupo, casi exclusivamente masculino, formó una entidad llamada la Asociación De Superintendentes De Hospitales, la cual se mantiene hasta hoy en día, con el nombre de American Hospital Association.

Grandes aportes a la administración hospitalaria, fueron desarrollados por enfermeras, entre ellas Linda Richards (1841–1930), quien al principio de su carrera creó un sistema para administrar la data de los pacientes por medio de fichas-tarjetas y años después en 1893, motorizó la creación de la American Society of Superintendents of Training Schools for Nurses, de la cual fue su primera presidenta. (American Nurses Association, Nurses' Associated Alumnae of the United States, American Society of Superintendents of Training Schools for Nurses, National League of Nursing Education (U.S.), 1909)

Para 1900, existían aproximadamente 1400 hospitales en los Estados Unidos, cada día más especializados, que proveían tratamientos para tuberculosis, o problemas oculares. Fue entonces cuando las gestiones de la enfermera británica Florence Nightingale (1820-1910), dieron origen a la profesionalización de la enfermería. Podemos decir su pensamiento, basado en el análisis científico y la experiencia social, junto al de Otto von Bismarck (1815-1898) y William Henry Beveridge (1879-1963) revolucionaron la manera como se cuidaban los pobres y los enfermos, introduciendo al mundo los conceptos de seguridad social y asistencia médica general.

Aunque su visión y enfoque fueron diametralmente opuestos, estaban basados en la misma lógica: la responsabilidad pública por los enfermos y los pobres debía garantizarse por medio de la sistematización y los bajos costos. (Light, 2003)

En la Gran Bretaña del siglo XIX, las condiciones de la atención médica eran similares a las de Norteamérica. La práctica era básicamente privada o efectuada por escasos voluntariados. Ante el panorama y la falta de profilaxis en ciudades con grandes concentraciones de personas, se observaba que la incapacidad o la discapacidad provocada por múltiples y maltratadas afecciones, eran causal principal del pauperismo. Y las organizaciones encargadas de aplicar la "Ley de los pobres", comenzaron a desarrollar enfermerías especiales para tratarlos, que luego se consolidarían en los tristemente célebres "Infamarios". Es importante resaltar, que en aquellos años para beneficiarse de aquellos servicios, la ley exigía una certificación de pauperismo, por lo cual muchos se negaban a ir a los Infamarios, así lo necesitasen. Solicitar dicha certificación acarreaba serías consecuencias legales, como por ejemplo la pérdida del derecho al voto. El pauperismo era un estigma que nadie quería llevar. (Light, 2003)

A principios del siglo 20 debido al desarrollo de los gobiernos locales y a la influencia de los doctores tratantes, la situación comenzó a cambiar, y los hospitales aumentaron en número. Los hospitales de voluntarios se consolidaron mediante aportes de distinta índole y los principales pueblos y ciudades tenían al menos un hospital general. Londres, en particular, tenía la mayor concentración. Además existían más de 600 Pequeños hospitales rurales, conocidos como "cottage hospitals." Los que convivían con otros hospitales bajo el mando de las autoridades, aunados a las enfermerías y demás centros especializados establecidos para atender a los enfermos mentales y pacientes con enfermedades infecciosas. (Light, 2003)

Entretanto, en los Estados Unidos, se apostaba hacia la profesionalización de la carrera de enfermería, estableciéndose en 1900, el primer programa en Economía de la Salud como carrera Universitaria, en la Universidad de Columbia NY, el cual estaba dirigido a enfermeras graduadas.

Tres años después con la promulgación del Nurse Practice Act, en el estado de Nueva York, se fijaron los nuevos estándares para los requisitos de "conocimientos y entrenamiento" que debía cumplir una enfermera para graduarse, y se fijó el alcance de la práctica de la enfermería.

El ojo público estaba sobre la salud en general. En 1906, para controlar la venta de medicaciones inocuas o peligrosas por su contenido de opio o alcohol, bajo el mandato del presidente Teodoro Rooswelt, se creó el Food And Drugs Act. Naciendo así la fundación para la Administración De Comidas y Drogas Food and Drugs Administration (FDA) que se mantiene hasta nuestros días. (Buff, 2010)

Comenzó a prestarse mayor cuidado en cuanto al desarrollo de la profesión médica, aumentando los estándares académicos de las escuelas de medicina, por medio de la Asociación Médica Americana. Fue en aquellos tiempos que los hospitales comenzaron a verse como negocios, enfatizándose su eficiencia.

Centros "especializados" específicamente destinados a las clases pudientes, comenzaron a propagarse en selectivos suburbios, y quienes podían pagarlo acudían a tratarse dolencias como "inapetencia", "fatiga" o simplemente a "limpiar su organismo".

El avance hospitalario conllevaba la necesidad de más y mejores enfermeras, por lo que en 1909, la universidad es Minnesota inauguró su primer programa universitario de enfermería. Además, la lucha social por lograr mayores beneficios para los trabajadores comenzó a dar sus primeros frutos con la aprobación en 1911 por el Parlamento, de la primera Ley Del Seguro Social, la cual, aunque limitada

-cubría la atención médica primaria de los trabajadores mas no a sus dependientes- significó un importante avance ya que al menos facilitaba la obtención de medicamentos, proporcionando algún dinero en efectivo durante el período de enfermedad. En Inglaterra, no había siquiera eso.

La única opción era una especie de seguro "voluntario", el cual era ofrecido por algunas instituciones de previsión, clubes médicos u organizaciones fraternales. De lo contrario, el cuidado de la salud se financiaba con cuotas privadas, organizaciones de caridad, u hospitales públicos, los cuales eran más grandes, y más completos, y con mayores recursos que los hospitales voluntarios.

Entre 1910 y 1920, los hospitales adoptaron los principios de la Escuela de Gerencia Científica, que comenzó como una extensión del modelo Weberiano, planteada por Frederik Taylor, orientada a la optimización de cada componente de los procesos industriales a fin de aumentar la productividad; pero que habría de devenir en un modelo que entendía la productividad en cuanto a sus roles en la medición, la estandarización, el comportamiento y la coordinación de las operaciones. Su impacto se extendería durante las décadas venideras. (Lawton Robert Burns y Elizabeth H. Bradley, 2011)

Se estandarizaron los récords médicos y los reportes financieros, y a medida que la disciplina evolucionaba, los superintendentes se encontraron navegando en nuevas aguas.

Con la diversificación de los servicios y la modernización de las funciones, surgieron nuevas actividades. No era suficiente la coordinación del personal médico, el control de medicaciones y la revisión de los pacientes, sino que era necesario, por ejemplo, ser capaz de negociar, para mantener al equipo médico cohesionado, o establecer alianzas entre éstos, las juntas directivas y los donantes públicos y privados. Respondiendo a la premura, se incorporaron al área administrativa profesionales fuera del área de la salud, abogados, ingenieros, etc., y apareció la figura del administrador.

Los administradores poco a poco escindirían sus funciones de la de los médicos y enfermeras, desarrollando nuevas áreas de trabajo: contabilidad, relaciones públicas, recolección de fondos, y manejo de recursos humanos, dejando las funciones relativas al cuidado de los pacientes al personal clínico. Entre éstos últimos y la nueva administración, se estableció un acuerdo tácito: ninguna parte entraría en conflicto, y ambos trabajarían hacia el logro de los objetivos institucionales. (Buff, 2010)

Uno de los mayores avances para la profesionalización de la enfermería en Estados Unidos, lo constituyó la fundación en 1912, bajo el liderazgo de Lillian Wald (1867–1940) de la organización Nacional de las Enfermeras de Salud Pública (NOPHN- siglas en inglés). Entre las prácticas habituales de dichas enfermeras, conocidas como "enfermeras visitantes" estaba el salir de los hospitales hacia las barriadas populares para compartir con sus moradores nociones sobre el cuidado de familiares enfermos, prevención de enfermedades, higiene y nutrición. (Buff, 2010)

Aquellos años 20

En cuanto a salud, Inglaterra se hallaba atrasada con respecto a los EEUU. Su sistema hospitalario carecía de coordinación y el acceso a los especialistas era desigual, ya que éstos preferían la práctica privada porque les generaba mayores ingresos. (Light, 2003) En 1920 se estableció en Londres el primer programa educativo para gerentes de salud. (Harris, 2005)

Durante la década 20-30, dos enfoques básicos caracterizaron las propuestas de reformas hospitalarias. El primero consistía en ampliar la limitada ley de un Seguro Social Nacional, a fin de mejorarlo y hacerlo universal y más completo. (Light, 2003)

La otra consistía en construir y universalizar servicios públicos existentes en el ámbito local. Como vemos la primera propuesta está basada en individuos con un inalienable derecho a la salud, y la segunda en la idea de que la sociedad tiene la obligación de cuidar de la salud de su gente. Esta profunda diferencia en el objetivo de las reformas de salud, se ha convertido en el foco de debates públicos durante largos años. (Light, 2003)

Para 1920, en los Estados Unidos había 6000 hospitales y el uso de los rayos X se había convertido en una herramienta estándar entre los médicos. Se lograron desarrollar vacunas contra un amplio espectro de enfermedades, entre ellas la tuberculosis, la difteria, el tétanos. También comenzaron a aparecer los primeros centros especializados, como en el primer hospital para el tratamiento del cáncer, fundado en 1923 en Nueva York.

En 1922, la Universidad católica de Marquette en Wisconsin abrió un programa en administración hospitalaria bajo la dirección de un padre jesuita de apellido Moulinier, que llegó a graduar a dos religiosas en 1927, pero un año después del programa cerró.

En 1926, un grupo de gerentes de clínicas, se reunieron en el estado de Wisconsin, y formaron la Asociación Nacional de Gerentes de Clínicas con el fin de mejorar el desempeño de la práctica profesional de sus asociados y de las organizaciones representaban[6] (Horowitz, 2010). Para 1929, el 29% de los niños norteamericanos nacieron en hospitales.

Progreso en el área de bienestar social

La gran depresión llegó en los años 30 para destruir la débil estructura social y el acceso a los hospitales. La pérdida de empleos, hizo imposible para las familias acceder a los servicios de salud, exigiendo al Gobierno un rol más activo en la solución de los problemas sociales. Junto a políticas de creación de empleo, bajo el mandato del presidente Franklin Roosevelt, se generaron una serie de programas de seguridad social como parte del "Social Security Act". (Horowitz, 2010)

En 1933, un grupo de administradores se reunió para formar el American College of Hospital Administrators (actualmente el American College of Health Care Executives [ACHE]). Y un año después, la Universidad de Chicago estableció bajo la guía de Michael Davis, el primer grado en administración hospitalaria, con un currículum contentivo de: contabilidad, estadística, gerencia, economía y ciencias sociales, historia de los hospitales y de las profesiones relativas a la salud, política y negocios, salud pública, y relaciones laborales. (Horowitz, 2010)

En 1938, George Bugbee, director asistente del hospital de la Universidad de Michigan reunió a varios de sus colegas en un nuevo Colegio Estadounidense de Administradores hospitalarios, que serían más tarde, el Colegio Americano de Ejecutivos de la Salud [ACHE]). La intención fue mantener esta nueva organización separada de la Asociación Americana de Hospitales, previamente fundada en 1933, para poder servir los intereses profesionales tanto de los administradores que no tuvieran base clínica, como aquellos que sí la tuviesen. Entre estos últimos, algunos percibieron la organización como una amenaza, pero finalmente comprendieron que sus temores eran infundados.

---

6   En 1963, cambiaron el nombre a Medical Group Management Association (MGMA), a fin de reflejar los diferentes roles gerenciales que existían para la época. Hoy día la asociación cuenta con 22,500 miembros, que gerencial 13,700 organizaciones. (Horowitz, 2010)

Tiempo después, terminarían por aceptar que los administradores cumplían funciones muy particulares en cuanto a los negocios y a la administración, liberando a los doctores para que pudiesen concentrarse en los asuntos y problemas propios de la medicina. Por ende, más que constituir una amenaza, su desempeño les beneficiaba. (Horowitz, 2010)

En aquellos años aparecieron nuevas ideas sobre la estructura y la naturaleza de las organizaciones hospitalarias. Inspiradas por el trabajo de pensadores como el investigador de Harvard, Elton Mayo y Roethlisberger, quienes condujeron los famosos experimentos de Hawthorne, surgieron teorías sobre la estructura gerencial que incorporaban una visión más humanista de los procesos.

Estas estructuras teóricas fueron clasificadas como orgánicas, y en ellas se reconocía la importancia del comportamiento humano y de la cultura en las organizaciones. Mientras la escuela mecanicista de pensamiento se ocupaba de garantizar la eficiencia de la producción a través del control, los modelos orgánicos enfatizaban la flexibilidad y la adaptabilidad. Aquello era especialmente importante en cuanto a los servicios hospitalarios, concebidos como instituciones modelo de tecnología, limpieza, y eficiencia.

Desde un punto de vista estructural, las organizaciones mecanicistas eran verticales y jerárquicas y en ellas la toma de decisiones corría de arriba hacia abajo a través de canales inflexibles, mientras que los modelos orgánicos eran horizontales y tenían pocos niveles gerenciales o controles centralizados. (Lawton Robert Burns y Elizabeth H. Bradley, 2011)

Sin embargo, el trabajo hospitalario mantendría su estructura tradicional, con pocas variaciones en cuanto a la flexibilidad del trabajo o el emponderamiento de sus empleados. De allí en adelante el desarrollo de la profesionalización de la carrera gerencial sería bastante limitado. En línea general, los gerentes hospitalarios carecían de objetivos comunes, y de sentido de unidad.

Lo que la guerra dejó

Tras cinco años de guerra, la medicina, la administración, y la enfermería, en EEUU se habían desarrollado como nunca. Bajo responsabilidades específicas y un alto grado de profesionalismo se crearon nuevas carreras, entre las cuales podemos contar: técnico de laboratorio, terapistas ocupacionales, técnicos radiólogos, técnicos de diálisis, y terapistas respiratorios. La penicilina fue la nueva droga milagrosa, y a finales de los años 40, con más de 8000 miembros, se fundó la American Physical Therapy Association (APTA). (Horowitz, 2010)

También se desarrollaron ocupaciones en el área gerencial, tales como profesionales en mercadeo y relaciones públicas, especialistas en políticas públicas, consultores, profesionales de seguros, ejecutivos, y trabajadores sociales.

La Segunda Guerra Mundial destruyó las vidas de millones de personas. En Gran Bretaña, más de 2 millones de hogares resultaron dañados o destruidos por los bombarderos alemanes de la Luftwaffe. Para hacerse cargo de la atención clínica de emergencia, se formó un servicio de respuesta médica, que rápidamente coordinó los esfuerzos regionales y nacionales.

El nuevo organismo instauró laboratorios y transfusiones de sangre, administrando a nivel nacional servicios de cirugía, neurología, psiquiatría y rehabilitación. Su eficiencia sería tan notable, que pese a la dramática situación, había quienes se referían a ellos jocosamente diciendo: "La Lutwaffe logró en meses, lo que cientos de políticos y planificadores no lograron en décadas". Sin embargo aquel esfuerzo no perduró. (Light, 2003)

En junio de 1941, previendo el fin de la guerra, al Sir. William Beveridge, conocido funcionario, educador y personalidad de radio, se le pidió que generase un plan de reconstrucción social. Beveridge sabía a lo que se enfrentaba pues en su juventud se había desempeñado como trabajador social entre los pobres del Este de Londres, siendo testigo de los muchos programas contradictorios e incompletos con los que se pretendía ayudar a la población: apoyo a los desempleados, asistencia a los niños, servicios médicos, salud pública y vivienda, entre otros, cada uno a cargo de diferentes departamentos, con sus propias reglas.

Comenzó su trabajo con un completo informe, donde propuso las directrices generales de su ambicioso plan: tanto el seguro social como los servicios aliados, requerían de una completa reforma de salud, y la única manera de mantener cohesión entre aquellos servicios, era asociando a los individuos con el Estado. También era necesario hacer un plan maestro que articulase los demás esfuerzos en áreas como la educación, el empleo, soluciones habitacionales y seguridad social.

Aquel reporte, aunque preliminar, capturó su esencia visionaria, apasionando al Reino Unido y al mundo entero, donde logró vender más de 400.000 copias. (Light, 2003) En sus páginas una osada idea sobresalía entre todas las demás: crear un servicio nacional de salud, pagado por medio de impuestos, como un bien público igual que las bibliotecas o la policía.

Con ello ofrecía una alternativa a una idea parecida que ya había sido propuesta por el canciller prusiano Otto von Bismarck, creador del sistema asegurador de salud como parte de las estrategias previas a la unificación de Alemania en el siglo 19. El cual se basaba en un seguro nacional de salud financiado conjuntamente entre empleadores y empleados.

Ambos enfoques se siguen utilizando hoy día, para categorizar las diversas maneras cómo los estados enfrentan el problema de los sistemas universales de salud.

Sin embargo el reporte, aunque exitoso, no fue suficiente para instituir dicho sistema, y tal vez jamás se hubiese logrado de no ser porque en 1944 resultó electo un nuevo ministro de salud: Aneurin Bevan. (Light, 2003)

Bevan, de inmediato comenzó a sumar voluntades tanto de médicos como de políticos, a quienes recordó el éxito del servicio de emergencias médicas que se había desarrollado durante la guerra. Retomó las ideas de Beveridge y fue capaz de aprovechar el sistema parlamentario a su favor, en el cual el gobierno del partido ganador controla los brazos ejecutivo y legislativo, facilitando el paso de reformas. Esta es una de las grandes diferencias con Estados Unidos, país con una estructura distinta, diseñada justamente para impedir o dificultar en grado sumo la ejecución de reformas.

Muchos fueron los obstáculos contra los que Bevan tuvo que enfrentarse, incluyendo a los doctores. Pero supo manejarlos: Los consultores de mayor nivel recibirían salarios y pensiones por el resto de sus vidas, sin perder el derecho a continuar con sus prácticas privadas. Además, les otorgó el privilegio de controlar "camas" privadas en los hospitales del NHS, y de operar firmas independientes. Enseñarían en los hospitales, y controlarían sus méritos, con lo cual incrementarían sus salarios y pensiones.

Así nació la estructura tripartita: hospitales y especialistas reunidos en 14 directivos locales, la práctica general bajo un contrato nacional, y los servicios de salud comunitarios, como ancianatos, enfermeras a domicilio, visitadores de salud, cuidado de niños y medicina preventiva, bajo el control de los gobiernos locales.

El gobierno norteamericano en 1946, mediante el Hill-Burton Act suministró millones de dólares que permitirían una expansión sin precedente de la estructura hospitalaria, la cual se efectuaría durante los próximos 30 años. Esta ley aspiraba a reducir las disparidades en la prestación de los servicios de salud, proveyendo más dinero a los estados más pobres, a fin de mejorar la estructura hospitalaria existente y construir lo que fuese necesario. (Buff, 2010)

Durante la década de los cuarentas, siguiendo al programa de Chicago, se abrieron ocho nuevos programas universitarios en administración hospitalaria, en los cincuentas se abrieron nueve más, y 15 más en la década de los sesentas. El grado que ofrecían era "Administración Hospitalaria", lo cual más tarde se tituló: "Administración de Salud." Lo cual reflejaba el interés de los estudiantes de trabajar en una gama más amplia de organizaciones, y no sólo en hospitales.

Al pasar de las décadas, el área de la administración en salud llegó a abarcar lo relativo a atención ambulatoria, instalaciones, firmas de consultorías, asociaciones de salud, agencias de cuidado a domicilio, hospicios, hospitales y sistemas hospitalarios, servicios médicos integrados, sistemas de salud, servicios de atención, organizaciones de atención (como los HMO y PPO), prácticas médicas, organizaciones de salud mental, departamentos de salud pública, universidades, e instalaciones militares de salud. (Horowitz, 2010)

Pero el crecimiento del mercado hospitalario también tendría sus bemoles. Las aspirantes a enfermería, se distribuyeron entre las nacientes profesiones de salud y otros trabajos mejor remunerados, lo cual junto a una mayor accesibilidad de la población a los servicios de salud, y la disminución de la necesidad de las mujeres de trabajar en la calle, produjeron escasez de enfermeras.

Entretanto, continuaron desarrollándose diferentes modelos gerenciales, como por ejemplo la estructura matricial, que se utilizó en 1947 en el departamento de ingeniería de la General Chemicals.

Salto a la contemporaneidad

A principios de los años 60, se comenzó a desarrollar un método de matriz más formal llamada "Gestión de la Unidad", la cual se implementó en un gran número de hospitales de los EE.UU.

La primera organización para diseñar y utilizar una estructura de matriz formal fue la Administración Nacional de Aeronáutica y del Espacio (NASA). Organismo que desarrolló un sistema de gestión matricial para su programa espacial, porque les era necesario diferenciar entre las funciones y pro-

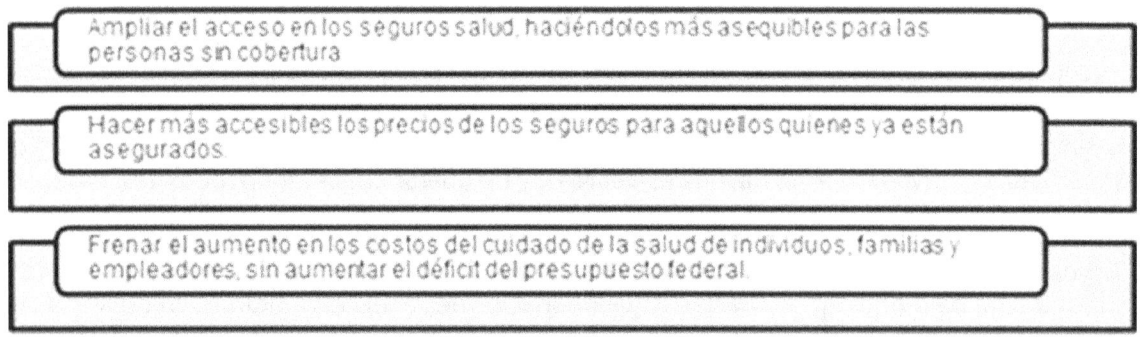

Ilustración 12: Logros alcanzados por el "The Patient Protection and Affordable Care Act "
Fuente: (Davis K. , 2010)

yectos adelantados al mismo tiempo, y la gerencia con la que contaban era demasiado burocrática, jerárquica, lenta e inflexible.

1965 fue uno de los años más importantes en la historia del sistema médico norteamericano, con la promulgación de los planes Medicare y Medicaid, como Títulos XVIII y XIX de la Ley del Seguro Social, con los cuales se extendía la cobertura de salud a casi todos los estadounidenses mayores de 65 años, proveyendo además atención a niños sin recursos, privados del apoyo de sus padres. Los planes también contemplaban ayuda a los discapacitados. Cuando comenzó a implementarse en julio del año 1966, Medicare servía a 19 millones de personas.

En 1967, el Congreso aprobó la ley de capacitación para Profesiones Aliadas, Allied Health Professions Personnel Training Act, la cual cambió radicalmente el proceso formativo de profesiones de la salud, como fisioterapeutas, radiólogos y enfermeros. Esta ley cambió radicalmente la normativa profesional existente hasta el momento, planteó nuevas certificaciones y licencias, mejoró los programas educativos y en línea general, mejoró los estándares de la praxis. Poco después se creó la Asociación de Escuelas de Profesiones Aliadas de la Salud Association of Schools of Allied Health Professions (ASAHP). (Buff, 2010)

Durante la administración de Margaret Thatcher, se implementaron en el Reino Unido, los conceptos de competencia administrada o "Managed Competition", una noción importada de Estados Unidos, que se propagó por el oeste de Europa a través de entes como la organización para la cooperación económica y el desarrollo Organization for Economic Cooperation and Development (OECD). Y también a países de Europa del Este y naciones en desarrollo. El Banco Mundial, el Fondo Monetario Internacional y la Organización Mundial de Comercio jugaron importantes roles en ésto. La idea original era promover la competencia como una forma de desafío para motivar el mejoramiento de los servicios públicos en general. Los hospitales, servicios comunitarios y especialistas, se convirtieron en organizaciones semi-autónomas, que en adelante venderían sus servicios a las autoridades de salud. Los pacientes fueron reconocidos como consumidores y se les alentó a que como tales exigiesen un buen servicio.

En resumidas cuentas, el NHS pasaría, de ser un servicio público orientado a la atención de pacientes enfermos, en un sistema público de compradores y proveedores, que trataría de complacer a los pacientes convertidos en consumidores. Entre tanto el Gobierno proveería mayores alternativas y beneficios a los proveedores que respondiesen mejor a las preferencias locales. Se establecieron mecanismos de motivación e incentivos, los salarios de los gerentes aumentaron, y la demanda profesional se triplicó en pocos años. Pero no sucedió así con los beneficios de dicho experimento. En 1996, los compañeros de partido de Thatcher, reconocieron su fracaso. (Light, 2003)

La década de los 90, género importantes reformas en el área de salud. Resaltando particularmente dos de ellas en cuanto a sus; la primera fue la Americans With Disabilities Act, aprobada en 1990. Esta ley creó una nueva demanda de terapeutas físicos, terapeutas ocupacionales y otros, para ayudar a los estadounidenses con discapacidades a vivir una vida digna e independiente. La segunda, aprobada en 1996, fue la del seguro de portabilidad y responsabilidad, o Health Insurance Portability and Accountability Act (HIPAA). El cual, junto con las regulaciones adicionales creadas en el año 2002, estableció rigurosos estándares para la privacidad del paciente y el mantenimiento de registros médicos. (Buff, 2010)

En el año 2003, también se adicionaron nuevas legislaciones al programa Medicare, incluyendo nuevos beneficios referentes a medicamentos.

En el año 2005, se creó la ley de La Seguridad del Paciente en los Hospitales y La Ley de Mejora de Calidad, Patient Safety and Quality Improvement Act. La cual exige reportar cualquier error médico a organizaciones específicamente creadas para velar por la seguridad de los pacientes.

Desde entonces, mucho ha cambiado en el estado de la sociedad, el estilo de vida y la salud, y los sistemas nacionales, desarrollados bajo los principios de solidaridad, responsabilidad social y gestión pública, han alcanzado un punto de tensión continua, marcado por la sobrecarga que implica el tratar de conciliar enfoques de probada eficacia con nuevos desafíos. Como suele suceder, algunos sistemas han logrado adaptarse mejor, introduciendo los cambios necesarios, pero en su mayoría les falta un largo camino por recorrer.

El Sistema Nacional de Salud en el Reino Unido, pese a sus altas y bajas, con sus logros y desaciertos ha logrado sobrevivir, y actualmente se enfrenta a la posibilidad de una gran reforma que a través de un proceso de reingeniería promete incrementar su eficiencia, pero sin perder el objetivo principal que le dio la vida hace ya 60 años. En cambio los Estados Unidos, pese a los esfuerzos de las administraciones de Obama, Clinton, Carter, y Nixon, continúa siendo el único país industrializado que no ofrece a sus ciudadanos ninguna forma de opción pública o acceso universal a servicios médicos.

Sin embargo es importante resaltar los logros alcanzados por el "The Patient Protection and Affordable Care Act ",[7] firmado en marzo del año 2010 por el presidente Barak Obama, el cual puede ser visto como un primer paso para permitir en un futuro:

Teniendo en cuenta el alcance de la ley y su complejidad, ninguno de estos objetivos están plenamente garantizados. Su éxito dependerá de la capacidad de negociación y voluntad política de los dos mayores partidos en Norteamérica, así como de la supervisión cuidadosa y el seguimiento del desempeño del sistema de salud. Será importante analizar, y aplicar rápidamente los nuevos conocimientos e innovaciones que el proceso genere a fin de definir mejores prácticas gerenciales y modelos que puedan transmitirse al resto del sistema de salud.

---

7   The Patient Protection and Affordable Care Act (PPACA), H.R. 3590, fue firmada el 23 de marzo; y luego modificada por The Health Care & Education Reconciliation Act (HCERA) of 2010, H.R. 4872, que se convirtió en ley 30 de marzo. En conjunto, la legislación constituye el mayor cambio en el sistema de salud de Estados Unidos desde la creación de Medicare y Medicaid en 1965. La legislación amplía la cobertura a 32 millones de personas, a partir de un sistema asegurador basado en los empleadores, iniciando este modo grandes reformas en el área de seguros y enfatizando su enfoque hacia el área del bienestar y prevención de la salud.

CAPÍTULO 4

EL SISTEMA DE SALUD NORTEAMERICANO

El sistema de salud norteamericano es en realidad una conjunción de muchos sistemas, cada uno de los cuales tiene sus propias características, funcionamiento, y es completamente independiente de los demás. Está caracterizado por la fragmentación a nivel nacional, estatal, comunitario y las prácticas particulares. No existe una entidad nacional ni un grupo de políticas que guíe el sistema; cada estado divide sus responsabilidades entre múltiples agencias, mientras que los proveedores que practican en la misma comunidad y muchas veces atienden a los mismos pacientes, frecuentemente trabajan de manera independiente sin mantener ningún tipo de comunicación entre ellos. (Shih, 2008)

La mayor parte de los países desarrollados tienen controles centralizados de salud universal, los cuales autorizan el financiamiento, pago, y la prestación de servicios de salud a todos sus ciudadanos. Sin embargo los Estados Unidos carecen de un control central por lo cual presenta una gran variedad de pagos, seguros y mecanismos de prestación de servicios, en cuanto a la financiación de la salud pública y privada.

El financiamiento privado, corre predominantemente por cuenta de los empleadores, representando aproximadamente 65% del gasto sanitario total, mientras que el gobierno financia el 45% restante.

El profesor y especialista en Salud Pública Shi Leiyu[8] , establece cuáles son las principales características del sistema de salud norteamericano. (Leiyu, 2010)

- Carencia de centralización y poca integración y coordinación entre los organismos prestatarios de salud, así como entre los subsistemas.

- Está basado en la tecnología, en la prestación de servicios y su enfoque es hacia los cuidados intensivos.

- Costosa y de acceso desigual. Resultados dentro del promedio, pese a los altos costos.

- La prestación de los servicios se efectúa bajo imperfectas condiciones del mercado.

- Los riesgos legales influyen en el comportamiento de la práctica médica.

- El Gobierno es subsidiario del sector privado.

---

8   El Profesor Shi Leiyu es una reconocida autoridad en el área de Salud Pública, especialmente en cuanto al sistema Norteamericano. Además es Co-Director del Instituto Johns Hopkins Primary Care Policy Center; Director del programa de Doctorado del Taiwan Cohort; y del Programa Asia MPH.

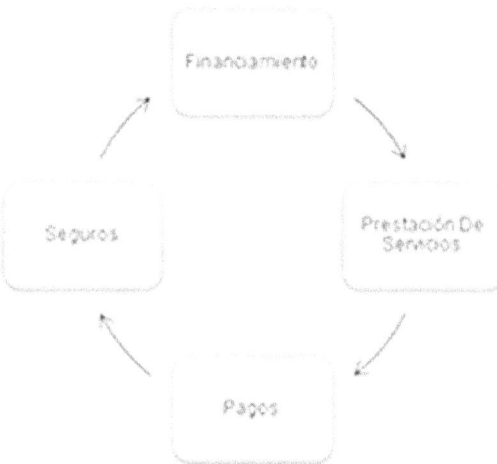

Ilustración 13: Funciones básicas y mecanismos de los servicios de la Salud Administrada
Fuente: Propia

- Conflicto entre la justicia del mercado vs. la justicia social.

- Múltiples jugadores y equilibrio de poder.

- Búsqueda de integración y rendición de cuentas.

- •Acceso a los servicios de salud selectivos sobre la base de la cobertura de seguro.

Los sistemas de salud centralizados resultan menos complejos, son también menos costosos ya que las gestiones se efectúan a través de gastos totales, soliendo haber integración entre la disponibilidad, la utilización de los servicios y las decisiones de utilizarlos.

Debido a que en los Estados Unidos el sistema de financiación privado es tan extenso y la mayoría de los hospitales y clínicas son también empresas privadas, la interferencia del Gobierno en sus asuntos es prácticamente inexistente. Sin embargo el Gobierno Federal y los gobiernos estatales puedan un papel importante en la prestación de los servicios de salud, ya que determinan los reembolsos de tasas por servicio prestado a los pacientes de Medicaid y Medicare, los cuales representan una importante población. Además, el Gobierno formula los estándares y normativas de participación a través de políticas públicas y establece las regulaciones, lo cual implica que los proveedores deben cumplir con dichas pautas con el fin de poder prestar atención sanitaria a los pacientes de Medicaid y Medicare.

Además, las normas de certificación del Gobierno se consideran referencias obligadas en cuanto a la prestación de servicios de salud, en todos los sectores y ámbitos. (Leiyu, 2010)

Estructura

Los Estados Unidos carece de un sistema de salud universal, pero a lo largo de su historia, distintos grupos han presionado por sus derechos, logrando algunas concesiones. Además de ello las propias fuerzas del mercado han definido ciertos subsistemas, los cuales están dirigidos a públicos específicos.

Entre los principales subsistemas tenemos:

Cuidado administrado "Managed Care": Este sistema se orienta hacia el logro de una mayor eficiencia mediante la integración de las funciones básicas de la asistencia sanitaria, el empleo de mecanismos de control a través de la administración, el uso de los servicios médicos, la determinación del precio de los servicios y en consecuencia la cantidad que pagan a los proveedores. Hoy en día se ha establecido como el servicio de salud más dominante.

Los empleadores o el Gobierno son los principales financiadores de este sistema. En lugar de comprar una cobertura de un seguro tradicional, se establecen contratos de acuerdo con los "planes de salud" específicos para los enrolados, los cuales utilizan proveedores específicos, entre los cuales los enrolados deben escoger. De este modo la selección de hospitales, laboratorios y médicos suele ser limitada. Los empleadores, además de comprar los planes de salud, deben también negociar con los proveedores. Los proveedores al recibir su paga por paciente atendido, suelen establecer acuerdos o pagos fijos por volumen, los cuales suelen ser más económicos.

La figura del médico general o "gatekeeper" es primordial, puesto que es el encargado de mantener las comunicaciones con los pacientes, y de referirlos a especialistas de ser necesario.

Militar: El sistema militar de atención médica está disponible de forma gratuita al Personal activo y a veteranos del Ejército, la Armada, la Fuerza Aérea, la Guardia Costera y también a algunos entes uniformados no militares tales como el Servicio de Salud Pública y la Comisión Oceanográfica y La Asociación Atmosférica Nacional (NOAA). Se trata de un sistema totalmente organizado y altamente integrado.

Principales agencias acreditadoras de USA

- The Joint Commission
- CMS
- National Quality Foundation
- The Leapfrog Group
- State departments of health and human services
- State medical foundations
- ANA
- State Board of Nurse Examiners (BNE)
- Health Quality Improvement Initiatives
- Occupational Safety & Health Administration (OSHA)
- College of American Pathologists (CAP)
- Office of Inspector General
- Quality improvement organizations
- Agency for Healthcare Research and Quality
- The U.S. Food and Drug Administration
- Centers for Disease Control and Prevention (CDC)

Ilustración 14: Principales agencias acreditadoras de USA
Fuente: (Brunt, 2008)

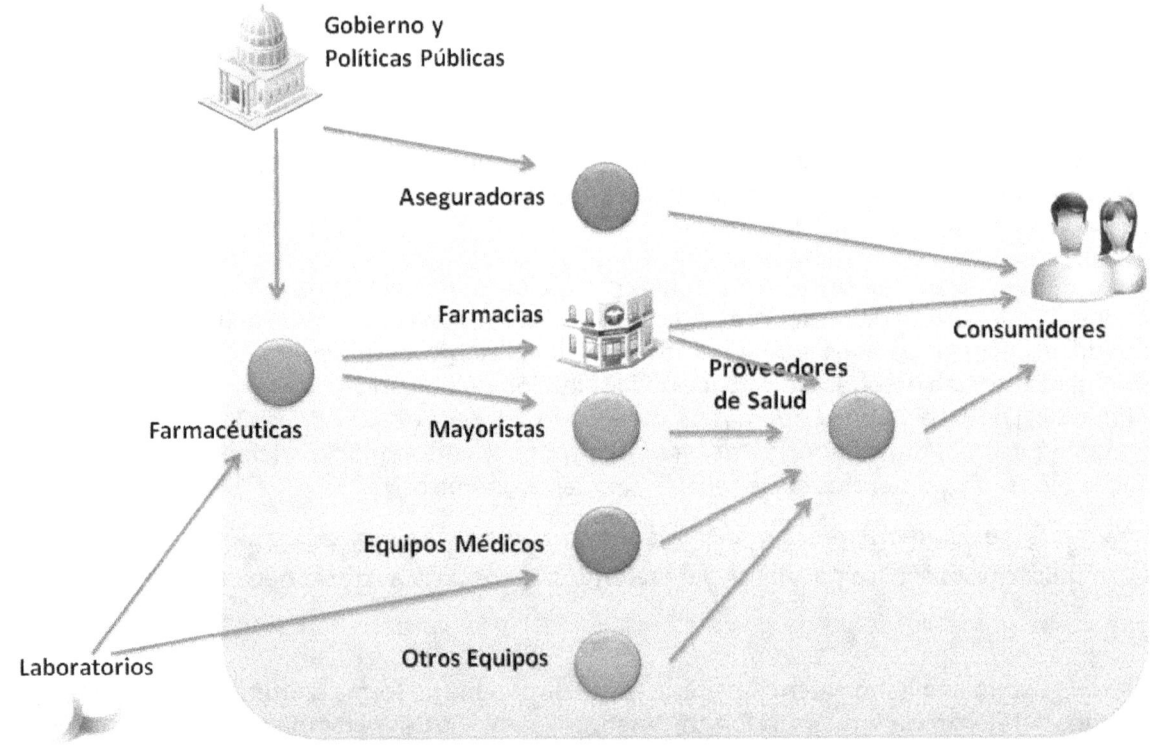

Ilustración 15: Complejidades del mercado y los servicios de prestación de salud en EEUU.
Fuente (Rouse, 2008)

Es el subsistema más grande en Los Estados Unidos, atiende a más de 9 millones de personas, y abarca el área de prevención, así como servicios y tratamientos provistos por especialistas de salud, muchos de los cuales son también militares.

Subsistema para Poblaciones Vulnerables: Este sistema, atiende algunas minorías étnicas, o habitantes de regiones geográfica o económicamente desfavorecidas. El control se hace a través de una "red de seguridad" establecida por los proveedores, que incluyen centros de salud, consultorios médicos y hospitales. Generalmente ofrecen servicios de traducción, o transporte. Algunos proveedores de este subsistema manejan tarifas que suelen ser bastante altas. La Oficina de Atención Primaria de Salud (BPHC), ubicada en la Administración de Servicios en el Departamento de Salud y Servicios Humanos (DHHS), proporciona apoyo federal a centros de salud comunitarios, que incluyen programas para trabajadores inmigrantes y agrícolas estacionales y sus familias, personas sin hogar y niños en edad escolar.

Además de los centros de salud, programas gubernamentales de seguros de salud, tales como Medicare, Medicaid y el Seguro Médico Estatal para Niños (SCHIP), proporcionan a las poblaciones vulnerables acceso a los servicios de atención de salud.

Medicare es una de las mayores fuentes aseguradoras en el país, atendiendo a más de 39 millones de personas mayores de 65 años, que sufren de ciertas discapacidades o son diagnosticadas con el último estadío de enfermedades renales. Gestionado por la Health Care Financing Administration

(HCFA), otra división dentro del DHHS, Medicare está compuesto por tres partes, Parte A, Parte B, y D. Las Partes A y B pertenecen al programa desde sus inicios. La Parte A cubre los servicios recibidos en los hospitales, asilos de ancianos u hospicios.

La Parte B cubre algunos servicios de médicos que no están incluidos en la parte A, por lo que cobran una prima mensual extra (aproximadamente $ 96.40 USD mensuales)

La parte D, o Medicare, en el plan de medicinas por prescripción, la cual cubre aquellos medicamentos genéricos en las farmacias que participan en el programa.

Servicios integrados "Integrated Delivery" Son redes de organizaciones que proporcionan servicios de salud coordinados y continuos a una población definida.

Se han multiplicado durante la última década, representando diversas formas de propiedad y estableciendo vínculos estratégicos entre los hospitales, los médicos y las aseguradoras. Su objetivo es garantizar la prestación de una amplia gama de servicios dentro de una misma organización.

Problemática del sistema

La fragmentación del sistema de salud norteamericano, es causa principal de los siguientes problemas:

- Los pacientes y las familias se ven obligados a navegar por su propia cuenta casi sin ninguna ayuda, a través de diferentes proveedores y centros de atención, lo cual muchas veces produce experiencias frustrantes y peligrosas.

- La pobre comunicación y la falta de rendición de cuentas claras hacia los pacientes por parte de varios proveedores, suele producir desperdicio de recursos, errores médicos, desechos, y duplicación de esfuerzos.

- El alto costo de las intervenciones médicas es recompensado con atención médica sobrevaluada, que hace prácticamente imposible para un porcentaje importante de la población, el acceso a la medicina preventiva o el tratamiento de enfermedades crónicas.

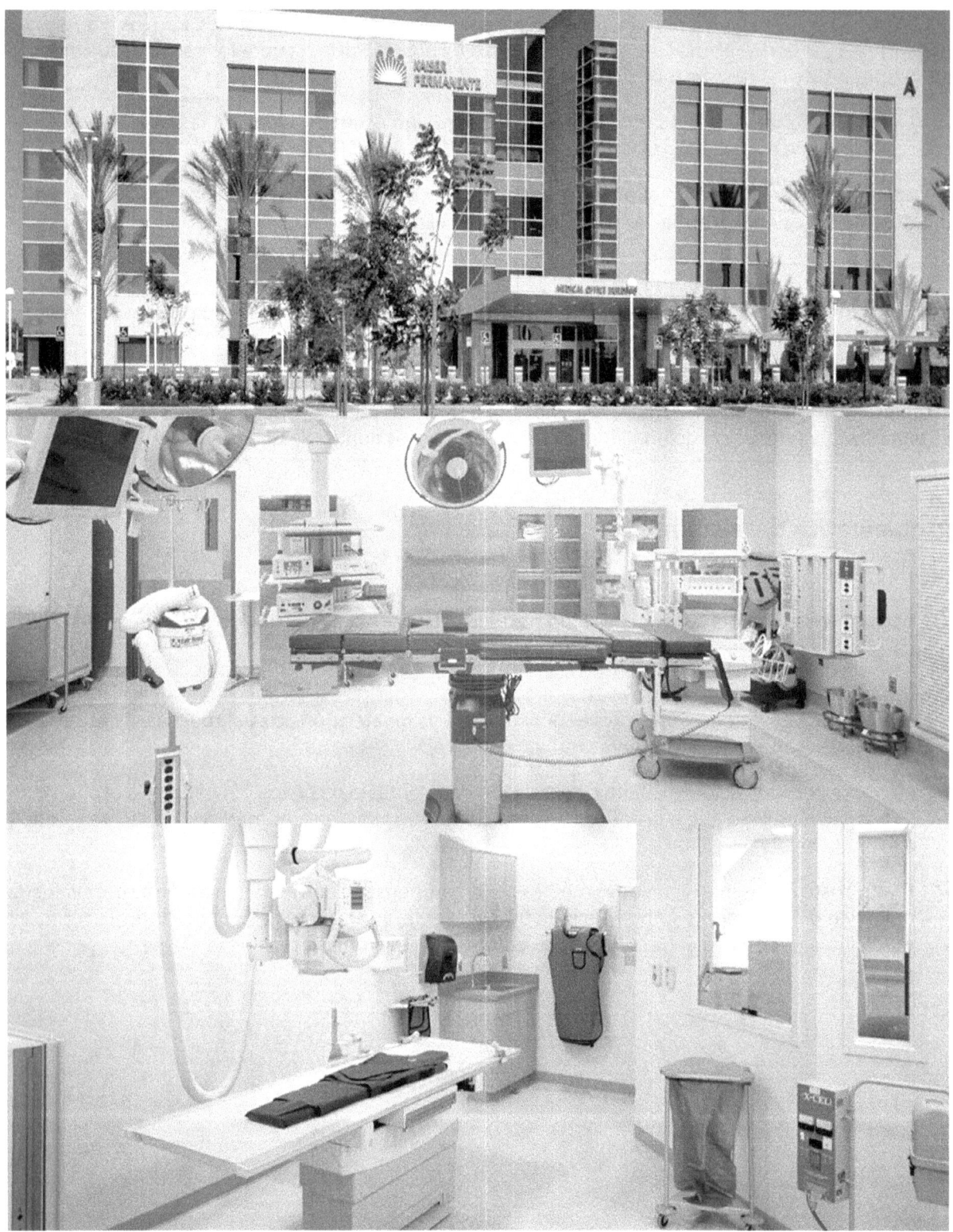

Kaiser Permanente, Ontario Vineyard Medical Center, California

KAISER PERMANENTE

Esta empresa surgió durante la Gran Depresión, para posteriormente evolucionar atendiendo trabajadores de la construcción principalmente en astilleros durante la década de 1930-1940. A fines de la Segunda Guerra Mundial comenzó a funcionar tal y como la conocemos, luego de haber sido refundada en el desierto del Mojave por Sidney Garfield, un médico familiar y Harold Hatch, un empresario.

Hoy en día es la mayor organización de servicio médico integrado, sin fines de lucro en los Estados Unidos. Atiende más de 9 millones de personas, para lo cual emplea a más de 15.000 médicos, 45.000 enfermeras, y 164.098 trabajadores del área.

La evolución exitosa de esta estructura organizativa en un mercado tan competido, ha requerido de la estrecha colaboración entre gerentes y personal médico, con el apoyo de una cultura basada en la rendición de cuentas, la calidad y la eficiencia.

Su programa general para lograr la excelencia se centra en las condiciones de salud de alto impacto, proporcionando orientaciones específicas y herramientas para analizar datos poblacionales. De manera proactiva identifica a los pacientes que necesitan intervención, apoya la mejora sistemática de los procesos y promueve la colaboración entre pacientes y profesionales médicos.

Fundamental en este esfuerzo es el KP HealthConnect, un sistema global de información sanitaria que integra la historia clínica electrónica con las herramientas necesarias para apoyar a los médicos en sus labores, basadas en la Gestión de Evidencia, junto con un robusto portal en Internet que facilita el acceso de sus pacientes a la información, permitiéndoles participar activamente en su propio cuidado.

Su sede principal se encuentra en la ciudad de Oakland, California, aunque su presencia se extiende por: Colorado, Georgia, Hawai, estados del Atlántico Medio (VA, MD, DC) norte de California, Oregón, Washington, Ohio y el Sur de California.

Sus afiliados cuentan con los siguientes beneficios:

- Atención ambulatoria, incluyendo cirugía ambulatoria

- Amplios servicios de hospitalización

- Cuidado de enfermería especializada

- Atención de maternidad

- Cuidado de la visión

- Servicios de rehabilitación

- Ambulancias

- Equipos médicos durables (dme)

- Trasplante de órganos

- Salud en el hogar

- Salud mental / abuso de sustancias (pacientes hospitalizados y ambulatorios)

- Tratamientos para la infertilidad

- Atención urgente y de emergencia

- Servicios de orientación nutricional

Los afiliados también pueden contar con servicios tales como: expedición de recetas médicas, odontología, medicina alternativa (acupuntura y la biorretroalimentación, quiropráctica y hierbas medicinales).

Además la organización ofrece una amplia gama de servicios de apoyo a la atención médica, tales como: Educación para la salud, y el bienestar (materiales, clases presenciales o a través del portal web) donde también los miembros pueden acceder a información sobre diferentes tópicos, enciclopedias, recomendaciones de especialistas, o enlaces a otros sitios web especializados.

Ofrece cestión de casos (Hospitalarios y ambulatorios) y Gestión de enfermedad (recomendado para el tratamiento de enfermedades crónicas).

Su praxis gerencial es sui generis y está basada en el desarrollo continuo de las mejores prácticas médicas y gerenciales, para lo cual trabajan con reconocidos expertos en "The Permanente Medical Groups" Siendo pionera en:

- Planes de salud prepagados y a precios accesibles.

- Práctica médica en equipo para maximizar la capacidad de atención.

- Enfoque en la medicina preventiva.

- Prestan un servicio de salud altamente organizado

- Sistemas de información altamente desarrollados.

Estructura

Kaiser Permanente, comprende la Kaiser Foundation Health Plan (KFHP), los hospitales de la Kaiser Foundation Hospitals (KFH), y la Permanente Medical Groups en ocho regiones de los Estados Unidos. Así como la Permanente Dental Associates, en la región Noroeste.

Estas entidades colaboran entre sí para organizar, financiar y prestar atención médica en virtud de contratos mutuamente excluyentes, pero fundamentados en una visión común, toma de decisiones conjuntas, e incentivos alineados. Kaiser Permanente es considerado un grupo-modelo de sistema de atención, ya que los afiliados en sus planes de salud, generalmente son atendidos por médicos del grupo, salvo contadas excepciones. (The Henry J. Kaiser Family Foundation, 2010)

KFHP y KFH son corporaciones sin fines de lucro, que comparten su Junta Directiva. KFHP y sus filiales regionales ofrecen contratos individuales o grupales al público quienes compran cobertura para financiar una amplia gama de servicios de atención médica. KFH se encarga de la atención hospitalaria, atención prolongada y la atención médica a domicilio para los miembros del plan de salud en las instalaciones de su propiedad. La empresa posee y opera 35 centros médicos de varias especialidades para pacientes ambulatorios con hospitales y servicios auxiliares, en California, Oregon y Hawaii. Los edificios de oficinas médicos ambulatorias, de los cuales hay 431 en todas las regiones, se caracterizan por ofrecer atención primaria, laboratorio, radiología y farmacia. Algunos también brindan atención en salud mental y otras especialidades.

Los grupos de Permanente Medical están formados por diferentes especialistas médicos que aceptan un pago fijo (capitación) para brindar atención médica exclusiva para los miembros de Kaiser plan de salud en las instalaciones de Kaiser. Están organizados como corporaciones profesionales, gobernadas localmente en cada una de las ocho regiones donde laboran, y están representados a nivel nacional por la "Federación Permanente". (The Henry J. Kaiser Family Foundation, 2010)

Trabajando en cooperación con el Plan de Salud, los médicos asumen la responsabilidad de la atención clínica, mejoras de la calidad, gestión de recursos y el diseño y operación del Sistema Prestatario de Atención en cada región.

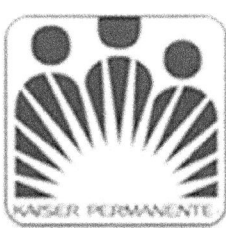

Características de Kaiser Permanente

- 30 hospitales y centros médicos
- 431 consultorios
- Ingresos anuales que superan los $ 25,3 mil millones
- Operan 430 oficinas y centros médicos
- Sus afiliados pueden recibir sus servicios en cualquier parte del país, en cualquier oficina o centro hospitalario donde se encuentren.

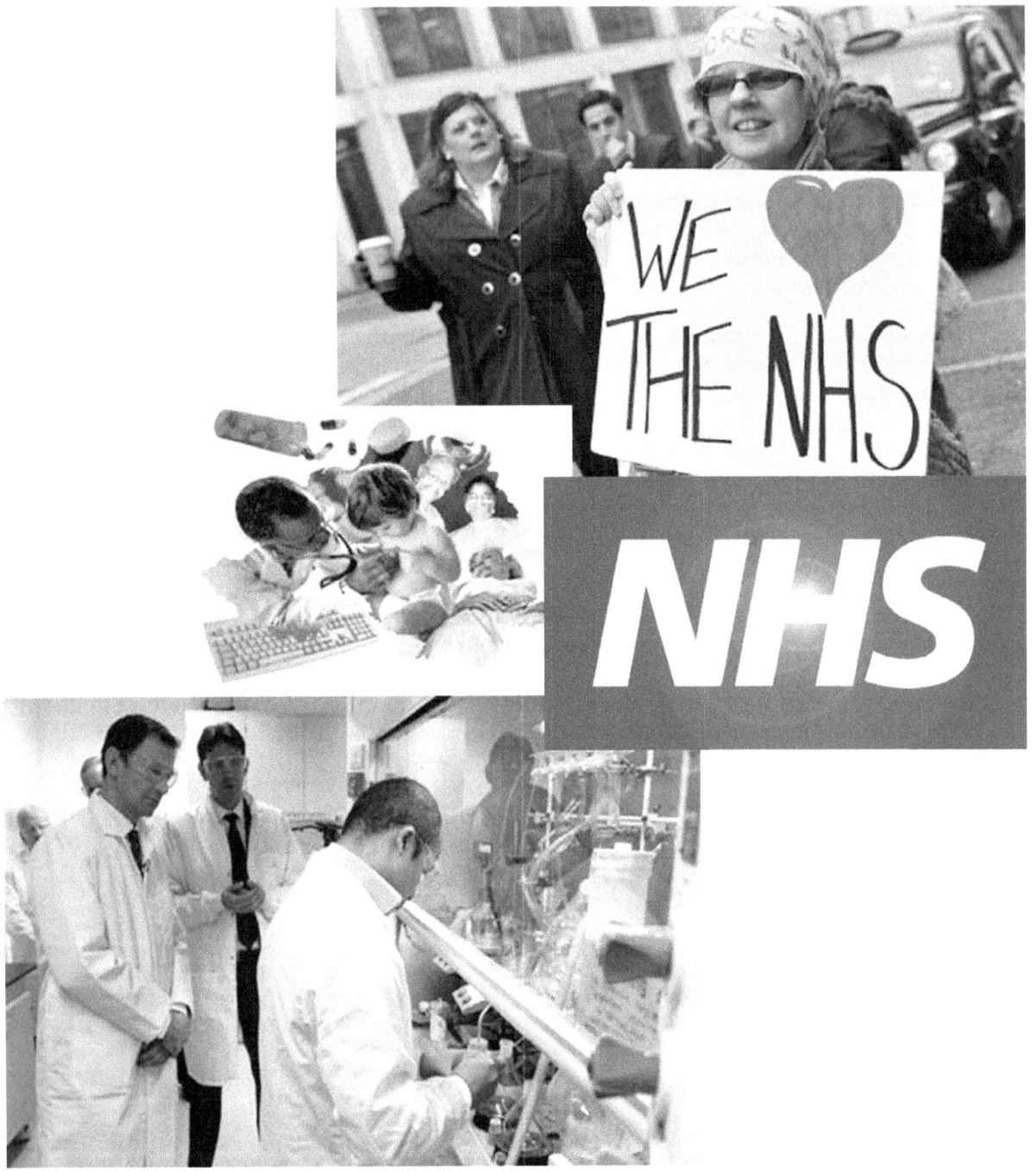

Para muchos Ingleses el NHS forma parte de su gentilicio

CAPÍTULO 5

SISTEMA DE SALUD EN EL REINO UNIDO:
EL NACIONAL HEALTH SERVICE (NHS)

En 1948, el Secretario de Salud, Aneurin Bevan abrió un hospital en Manchester. Era éste un hospital diferente, y representaba el sueño de crear atención médica para todos. Por primera vez se reunió bajo un mismo techo un equipo conformado por las especialidades médicas conocidas, bajo los siguientes principios: el pago de los servicios se haría a través de impuestos, y para los pacientes serían completamente gratuitos.

En Gran Bretaña, la cobertura universal de salud es proporcionada por el Nacional Health Service (NHS), que se financia con fondos públicos y está basado en la creencia de que todo ciudadano tiene derecho a la salud. A través de este sistema, todos los servicios básicos, las visitas a los médicos de atención primaria y especialistas, hospitalización, servicios de atención, rayos X y patología son gratuitos. La compra de seguros privados es también una opción.

Es considerado uno de los mayores empleadores del mundo -el más grande en Europa– y mantiene 1.3 millones de trabajadores en su nómina. Atiende a más de 57 millones de personas. Para el año 2007, su presupuesto rondaba los £90 billones.

En un día típico de trabajo, su personal atiende:

- Más de 835,000 pacientes en su práctica de medicina general.
- Más de 50,000 pacientes en los departamentos de emergencia.
- 49,000 pacientes van a consultas externas.
- 24,000 son hospitalizadas.
- 36,000 pacientes participan en tratamientos opcionales u hospitalarios.

Características Generales

Existen tres características que son mencionadas como claves por todos los autores. La primera es el tripartismo, el cual se refiere a la división de los servicios de salud entre hospitales (aguda), medicina general y medicina de la comunidad (personal).

La segunda es la "Cama Matrimonial""(the doublebed)" un concepto utilizado para ilustrar la relación del Estado con la profesión médica, y la tercera es la referente al mecanismo de financiamiento elegido para costearlo que son los impuestos generales (Greener, 2009)

Estructura

El NHS está dividido en dos secciones, cuidado primario, y cuidado secundario, el primero en el punto de contacto inicial para la mayor cantidad de los pacientes, y es un servicio prestado por un amplio rango de contratistas que incluye doctores, dentistas, y optometristas. El área del cuidado secundario, es conocido como Cuidado de Salud Agudo, y puede ser electivo o de emergencia.

La forma en que el NHS está organizado es compleja debido a que su estructura original, desde su creación en 1948, ha cambiado con el tiempo. Sin embargo, su organización puede a grandes rasgos, clasificarse en dos niveles: un nivel superior o macro y un nivel inferior o micro.

El nivel macro tiene que ver con el Estado, los Ministros de Salud y la alta dirección del Departamento de Salud, donde se toman las decisiones que tienen que ver con políticas nacionales integrales en las operaciones de la prestación de servicios públicos. Este es el nivel que tiene el poder central para influir en los hospitales, los fideicomisos, etc. (Saltiel, 2010)

El otro nivel, o micro, es donde se presta la asistencia sanitaria. Está conformado por varias categorías de grupos, como los NHS trusts los grupos de atención primaria. Es un sector cercano a la población, que incluye las autoridades de salud, regionales, especiales, distritales, etc. En este ámbito, el NHS ve

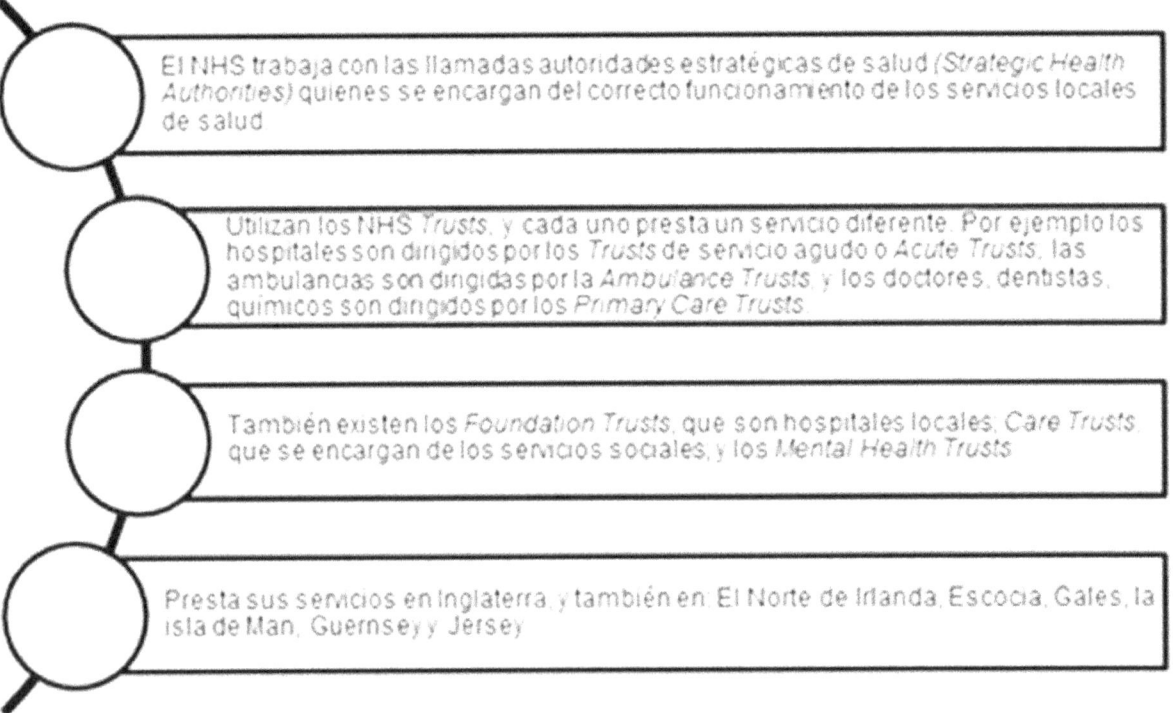

Ilustración 17: Características del NHS

afectada la prestación de sus servicios por los cambios en la estructura poblacional, en los niveles de morbilidad, las nuevas tecnologías, y las crecientes expectativas de pacientes y de proveedores.

Problemática

El NHS viene presentando problemas de severidad variable que afectan sus áreas de financiamiento, servicio, y personal. (Saltiel, 2010) Uno de los cuales en el llamado "turismo de salud", que es cuando las personas entran en el país para recibir tratamiento, escapando de los honorarios y costos monetarios que consumen para la gerencia casi £ 200 millones cada año. También hay quienes se quejan de los largos tiempos de espera para ser atendidos en procedimientos electivos, cuyos lapsos van desde las 12 semanas para ver un especialista o entrar a quirófano. Entre otros problemas está la obsolescencia de los equipos y la necesidad de implementar mejoras tecnológicas para el control y manejo de la información. (Leiyu, 2010)

Tipo de impuestos	% total
Impuesto sobre la renta	29%
Impuesto nacional de seguros	16%
Impuesto al valor agregado	16%
Impuestos corporativos	8%
Impuestos a la gasolina	6%
Impuestos sobre el tabaco	2%
Impuesto sobre el alcohol	2%
Otros varios	22%
Total	100%

Tabla 3: Recursos Para el financiamiento del NHS
Fuente: (Greener, 2009)

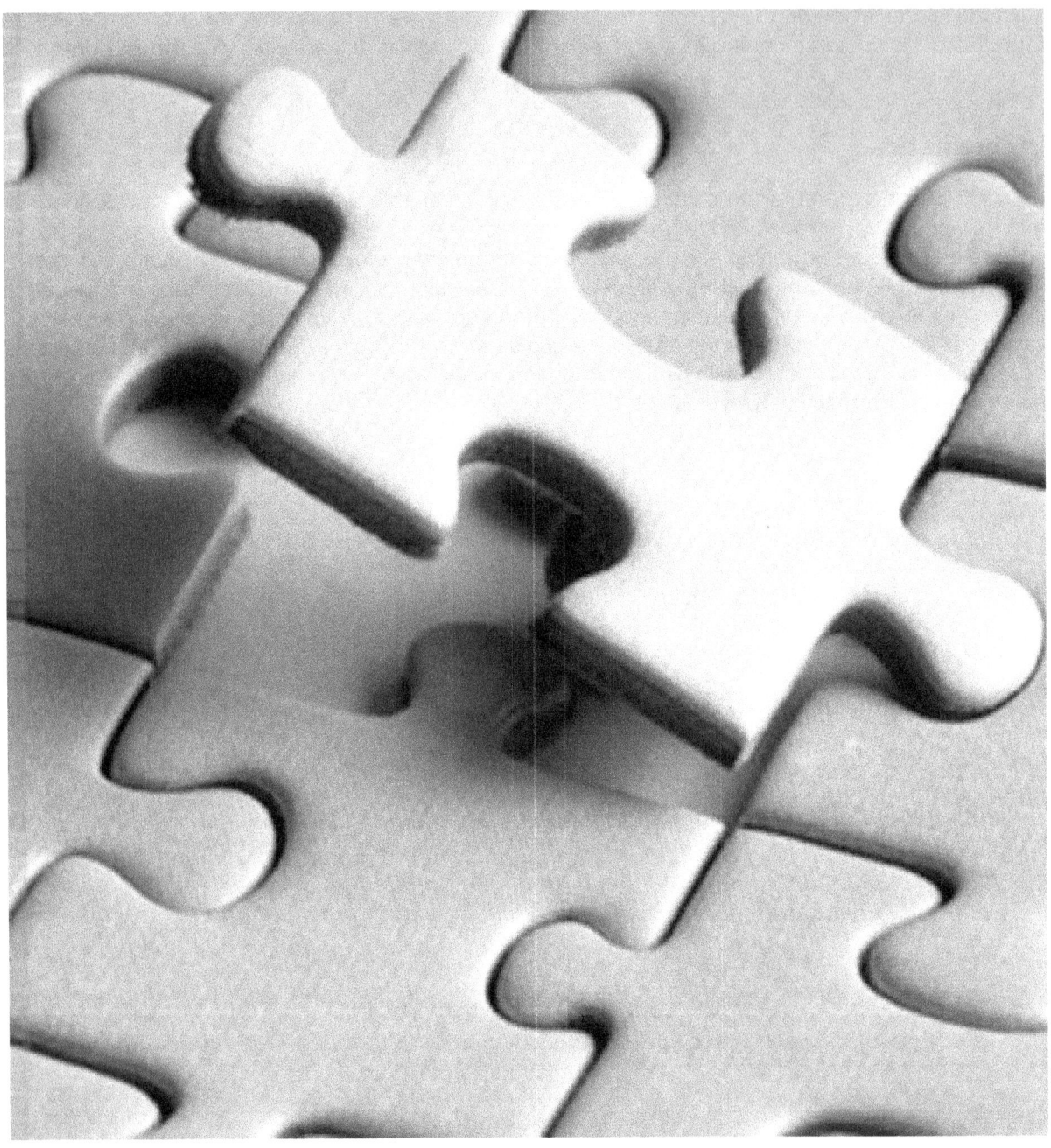

Cuanto más complejo es un sistema, mayor cantidad de pasos más y personas involucradas, más posibilidades hay para fallas de comunicación que conduzcan a errores. En los negocios, esto tiende a traducirse en mayores pérdidas y reducción de ganancias. En la asistencia sanitaria, las fallas de comunicación y los errores debidos al exceso de complejidad, pueden causar la muerte.
Si quieren mejorar el sistema de salud, hagan las cosas menos complejas.

Deane Waldman

CAPÍTULO 6

LÁS MEJORES PRÁCTICAS GERENCIALES APLICADAS EN EL NHS (NATIONAL HEALTH SYSTEM) Y KAISER PERMANENTE

Tanto el NHS como KP son organizaciones enormes con características muy particulares que a lo largo de su historia han desarrollado estrategias y herramientas a fin de enfrentar retos específicos. Algunas de éstas se encuentran en una atapa de "prueba", es decir, que todavía no han sido empleadas por la organización en su conjunto, sino en una parte; en tanto que otras son aplicadas en todo el ámbito organizacional, e incluso más allá. No es posible desarrollarlas todas, sin embargo se han seleccionado algunas basadas en el siguiente criterio:

a.   Conforman ejemplos exitosos en su área de aplicación, logrando el alcance de los objetivos propuestos o contribuyendo a la solución de una problemática concreta.

b.   Están orientadas hacia el logro de los objetivos planteados en la metodología seleccionada (Bradley, 2010):

•   Garantizar la calidad del servicio.

•   La prestación de un servicio eficiente.

•   Procurar el mejor uso de los recursos con los que cuenta la organización a todos los niveles y en todos sus ámbitos.

•   Garantizar el acceso de los servicios de salud a la mayor parte de la población beneficiaria.

•   Garantizar a la organización y a los pacientes el acceso o la disponibilidad de personal médico capacitado.

•   Procurar el aprendizaje organizacional.

•   Lograr que la organización sea sostenible y que permanezca y se desarrolle en el tiempo.

c.   Debido al enfoque general de este Trabajo de Investigación, la Gerencia de la Calidad y la Gerencia de Acceso se trataron específicamente en lo que respecta a la Gestión del Conocimiento y a la Gerencia de la Evidencia.

d.   Aunque estén en período de prueba, debido a su éxito, la organización planifica aplicarlas en el resto de la organización en los próximos 10 años.

MEJORES PRÁCTICAS GERENCIALES DEL NHS

1. Gerencia de la Calidad en El NHS

La colección denominada: "Calidad, Innovación, Productividad y Prevención ," Quality, Innovation, Productivity and Prevention (QIPP, por sus siglas en inglés) está diseñada para ayudar al NHS a enfrentar los desafíos actuales, abordando las ineficiencias y al mismo tiempo mejorando la atención al paciente. (NHS, 2012)

Reúne ejemplos prácticos de cómo las organizaciones del NHS mejoran la calidad, y ahorran dinero al tiempo que aumentan su eficiencia. Permite a los colegas compartir las mejores prácticas y ofrecer mejoras exitosas sin repetir tareas o duplicar esfuerzos. Los ejemplos van desde estudios de organizaciones individuales hasta cambios a gran escala que se han replicado en múltiples organizaciones y cuyos resultados han sido publicados en revistas académicas. El objetivo es construir una base amplia con ejemplos de buenas prácticas de las que otros puedan aprender.

Acreditación de la evidencia

En el Reino Unido tenemos una comisión de calidad (Care Quality Comission) que se encarga de inspeccionar los hospitales y todos los servicios de salud, certificando el manejo y distribución de alimentos, servicios sociales y todos los aspectos de las organizaciones de salud. Tenemos también servicios de medición de calidad (QA Quality Account), y todos los proveedores de salud deben ser capaces de producir su QA. Anteriormente era algo voluntario pero actualmente es obligatoria la existencia de algún tipo de medida, que parametrice las áreas de cuidado mayoritarias. (Mandeville, 2011)

El sistema de acreditación del NHS reconoce altos estándares en la producción de orientaciones y trabaja para elevar su producción a largo plazo. La marca de acreditación permite a los usuarios identificar rápidamente los resultados de las organizaciones acreditadas. Las decisiones sobre qué organizaciones deben ser merecedoras del sello de acreditación, son tomadas por un comité asesor independiente, y se basan en un análisis y una evaluación rigurosos. Las organizaciones conceden la Marca de Acreditación por 3 años y los procesos se revisan periódicamente. (NHS, 2012)

Normas de calidad del NICE

El Instituto de la Excelencia Clínica Nacional The National Institute for Health and Clinical Excellence (NICE, por sus siglas en inglés) se encarga de evaluar las medicinas que serán usadas en cuanto a la efectividad y seguridad, y los tratamientos más efectivos de acuerdo a su costo, al tiempo que desarrollan una medicina basada en evidencia sobre tratamientos fundamentados en la prevención. (Holland, 2011)

Las normas de calidad del NICE, son un conjunto de declaraciones específicas, concisas y medidas conexas, a través de las cuales se establecen los marcadores de alta calidad que se aspiran alcanzar: una atención al paciente que sea rentable, abarcando el tratamiento y la prevención de diferentes enfermedades y condiciones.

Derivadas de la mejor evidencia disponible, como la guía NICE y otras fuentes de pruebas acreditadas por el NHS, las normas de calidad se desarrollan de forma independiente por el Instituto en colaboración con el sistema sanitario, profesionales de atención social, y usuarios de los servicios, enfocándose en lo que llaman "las tres dimensiones de la calidad": la eficacia clínica, la seguridad y la experiencia del paciente.

Esta normativa de calidad es fundamental para apoyar la gerencia del NHS, teniendo como objeto generar los mejores resultados posibles para los pacientes, como se detalla en "The 2010 NHS White Paper Equity and Excellence - Liberating the NHS." (Department of Health, 2012)

Las normas de calidad se reflejarán en The new Commissioning Outcomes Framework que informará sobre los nuevos mecanismos de pago y planes de incentivos tales como el The Quality and Outcomes Framework (QOF, por sus siglas en inglés) y el Commissioning for Quality and Innovation Payment Framework (CQUIN, por sus siglas en inglés). Las normas de calidad del NICE permiten:

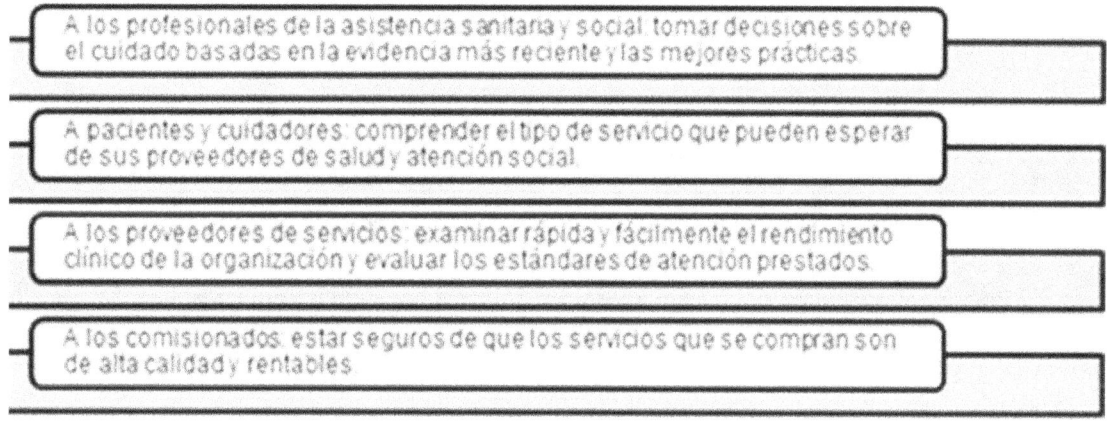

Ilustración 26: Ventajas de las normas de calidad del NICE
Fuente: Propia

Estándares de calidad Publicados (hasta 2012)

La dependencia del alcohol y el consumo nocivo de alcohol, El cáncer de mama, La insuficiencia cardiaca crónica, La enfermedad renal crónica, Enfermedad pulmonar obstructiva crónica (EPOC), Demencia, La depresión en los adultos, La diabetes en adultos, Final de la vida para los adultos, Glaucoma, Servicio de experiencia del usuario en salud mental para adultos, Especialista en atención neonatal, El accidente cerebrovascular, Prevención de tromboembolias.

2. Gerencia de Procesos en El NHS. Mirada prospectiva

La perspectiva organizacional del NHS para la Gerencia de Procesos partió del análisis del servicio de salud en cuanto a las demandas o peticiones de los pacientes a fin de planificar la capacidad real con la que contaban para satisfacerlas. Con dicha estrategia se espera reducir significativamente los costos, además de acelerar los procesos y lograr una mejoría generalizada en cuanto a la calidad de los servicios y la atención prestada en todo el sistema.

La idea es evitar la repetición esfuerzos, brindando la atención en el lugar correcto y en el momento adecuado. Para ello, es necesario reconocer que aunque cada paciente es distinto, pueden agruparse de acuerdo con el tipo de proceso que requiera. Quienes demandan habilidades y tecnología similares presentan una tasa similar de procesamiento (tiempo de ciclo) y se pueden agrupar en procesos independientes.

Como muestra se tomaron las experiencias evidenciadas en la Gerencia de Procesos de la sección de patología del Hereford Turnaround Hospital (HTH), donde en sólo siete días, se logró reducir los ciclos de espera, atención y recuperación aproximadamente un 40%, mejorando el flujo general de pacientes, y los tiempos del proceso de recolección, procesamiento y entrega de muestras. (La recepción de muestras, se redujo aprox. 50 min. diariamente, y el tiempo necesario para manipularlas se redujo en más del 90%. Los reportes arrojaron que el personal a cargo terminaba de procesar su trabajo 15 min. antes del tiempo estipulado. Y se observó una mejoría en la productividad general de un 252% en las horas de mayor afluencia. (Westwood, 2007)

Mentalidad tradicional	Pensar en el futuro
El enfoque de gestión es en la organización	Los gerentes se centran en crear y ofrecer un mayor valor a los pacientes
Gerencia es fragmentada	Se promueve el pensamiento sistémico
Maximizar el uso de la capacidad	Minimizar el costo de la capacidad
Los retrasos son parte del sistema	No hay retrasos
Reducir los costes	Reducir el desperdicio
La calidad cuesta dinero	La calidad ahorra tiempo, dinero y vidas
No hay flujo entre las estructuras jerárquicas	Equipo organizado sobre la base de flujo de valor
La actividad es importante	Entender la demanda y planificar de acuerdo a ella
Trabajo bajo presión –respuestas reactivas	Proactivo: planificación, aprendizaje y entrenamiento
Resultados a corto plazo. Balancear los libros y lograr los objetivos	Supervivencia y crecimiento a largo plazo
Se necesitan más recursos para hacer frente a problemas	Se entiende que los problemas son creados por el desperdicio, por lo tanto, los recursos existentes pueden ser mejor aprovechados si se elimina el desperdicio

Tabla 4: Características de los cambios necesarios
Fuente (Westwood, 2007)

Mejorar los tiempos de respuesta en el área de patología ha contribuido a optimizar el rendimiento global del departamento de HTH. Los retrasos en la recepción de las muestras fueron eliminados y actualmente, la mayoría de los pacientes reciben sus resultados de patología en 45 minutos, permitiendo la toma de decisiones con mayor rapidez. (Westwood, 2007)

Para ello la Gerencia de Procesos comenzó por estudiar la problemática planteada, midiendo las variaciones en la demanda, la carga de trabajo y los "cuellos de botella", y examinando los datos recabados para comprender a profundidad las causas del problema.

Luego se estudiaron las acciones, el personal y los recursos empleados, tras lo cual se determinó la existencia de numerosas actividades "innecesarias", como por ejemplo, frecuentes movimientos de personal buscando cosas donde no debían estar, lugares a veces lejanos. Una simple reorganización, permitió ubicar al personal cerca de los implementos necesarios. Se distribuyó el personal, ubicando algunos en puestos fijos dentro de los laboratorios principales, lográndose una reducción de 13 minutos, a menos de 1 minuto. La variación máxima observada fue con una reducción de 30 min. a menos de 4 min. (Westwood, 2007)

El estudio mostró que desde que llegaban hasta que comenzaba a efectuar sus labores, cada empleado efectuaba una rutina personal que le tomaba 45 min. aprox. Así pues, se les instruyó para que apenas llegar, comenzasen a procesar su trabajo.

En todos los niveles, fue necesario promover un cambio de mentalidad, una nueva manera de ver las cosas, y enfrentar los retos. Los gerentes y líderes recibieron entrenamiento para hacerlo.

Cambio de mentalidad en los líderes

Una de las mejoras más eficaces se obtuvo al separar las lesiones menores de las mayores y de la reanimación. Los pacientes con afecciones menores presentan una gran variedad de condiciones, pero todos requieren un proceso rápido y fácil de clasificar por personal experimentado haciendo uso de un equipo mínimo. Este grupo de pacientes conforma la mayor parte de los que visitan el centro, así bien, el atenderles exitosamente en menos de 20 min. c/u, significó un mejoramiento en el tiempo total general.

Un grupo menor, numéricamente hablando, es el de las personas mayores y pacientes que requieren reanimación, para lo cual precisan de personal médico y tecnología altamente especializados, además de espacio físico específicamente diseñado para tal fin. Su ciclo de atención y de recuperación es mucho más largo que para el grupo anterior.

Se calculó que de mantenerse la Gerencia de Procesos, el Hereford Turnaround Hospital (HTH), ahorraría £365.000 al año, debido principalmente a la disminución del tiempo que los pacientes permanecen hospitalizados, lo cual también generaría capacidad de atención extra. Luego se consideran mayores ingresos propios (auto-sostenibilidad) a través del pago por resultados payment by results (PBR), y la reducción de sus costos generales.

Actualmente, se estudia la posibilidad de extender la experiencia que el NHS implementó en la sección de patología del Hereford Turnaround Hospital (HTH), en el resto del sistema. (Westwood, 2007)

En el ámbito nacional, otras medidas importantes para mantener los costos bajos fueron:

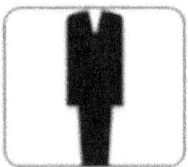
Soporte al Liderazgo. La organización ayuda a líderes de alto nivel en cuanto el impulso de la planificación del personal, fortaleciendo la planificación en cuanto a la mano de obra, y la conexión entre las diferentes partes del sistema, con énfasis en la planificación de servicio y financiera, promoviendo una visión a largo plazo.

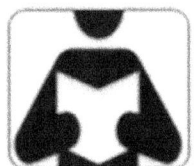
Facilitar información sobre mano de obra que permita de manera sólida, fundamentar las decisiones del NHS. Los análisis y reportes técnicos producidos por el Instituto, permiten generar visiones prospectivas y retrospectivas en un espectro de hasta 20 años. El centro maneja datos concretos sobre mejores prácticas gerenciales e innovación exitosa

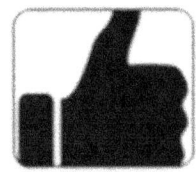
Proporcionar apoyo, recursos y mejores prácticas para mejorar la eficacia de la planificación de la fuerza laboral en los ámbitos local, regional y nacional. La data producida y manejada por el Centro permite en un momento dado, cotejar las necesidades del paciente con la mano de obra existente o necesaria (Centre for Workforce Intelligence, 2012)

Ilustración 19: CfWI, áreas estratégicas
Fuente: (Centre for Workforce Intelligence, 2012)

Entre las medidas tomadas por el Gobierno para aumentar la eficiencia estuvo la centralización de las adquisiciones, con lo cual lograron mejores ofertas, y las reducciones en los costos, tanto para el NHS como para los proveedores, por supuesto que sin el compromiso, por parte de los prestatarios de salud locales no se hubiera logrado. Lo segundo fue establecer el Benchmarking, que incluyó la comparación y evaluación entre las distintas organizaciones del NHS, con base a indicadores comunes como número de casos a tendidos, duración de los procedimientos quirúrgicos, y las tasas de reingreso, y los costos. (Boyle, Entrevista, 2011)

Centro de Inteligencia de la Fuerza Laboral

La gerencia de operaciones se refiere a la transformación eficiente y eficaz de los insumos en "resultados deseados". Aunque tradicionalmente, ésta noción ha sido entendida y aplicada al contexto de la fabricación-producción, hoy en día ha ganado un amplio campo de aplicaciones en el área médica.

A tal sentido, el Centro de Inteligencia de la Fuerza Laboral, Centre for Workforce Intelligence (CfWI, según sus siglas en inglés), ha sido creado por el Departamento de Salud del NHS, con el fin de incrementar la eficiencia y la operatividad de sus empleados. Su formación se estableció a partir de un informe efectuado en el año 2008, sobre el futuro de la fuerza laboral del NHS, y responde a la necesidad de establecer y documentar las mejores prácticas gerenciales con respecto a los trabajadores de la salud, planificación de la demanda, acceso a la investigación, desarrollo de bases de datos confiables, análisis de datos, y contar con asesorías de expertos dirigidas específicamente al área de planificación del NHS.

3. Gerencia de la Utilización del NHS

Revisión de Utilización / Utilization Review

Es una estrategia implementada por el NHS a partir del 2006, en los hospitales del East Midlands a fin de evaluar si la organización utiliza sus recursos de forma adecuada para proporcionar la mejor atención posible, y si los pacientes reciben la atención apropiada, en el lugar correcto y en el momento oportuno. (East Midlands Procurement and Commissioning Transformation (EMPACT), 2010)

El proceso de revisión de utilización[9] es aplicado, a través de la atención primaria, en la zona de la cual los pacientes son originarios. Allí un equipo especialmente capacitado revisa los expedientes médicos generados durante su tratamiento, a objeto de comparar la información sobre el cuidado recibido, con las guías más recientes de las mejores prácticas.

Dicha información permite construir una imagen del tipo de pacientes que son atendidos en cada servicio. A tales efectos se toman en cuenta, entre otros datos: la fecha de nacimiento, nombre del médico tratante (práctica general), e información clínica que permita comprobar que el paciente está recibiendo el mejor tratamiento posible. La data incluye detalles sobre la enfermedad y las razones por las que el paciente requiere el tratamiento: medicación, pruebas, exámenes realizados, etc.

La información recabada será introducida en un sistema informático de alta seguridad, especialmente diseñado para identificar áreas donde se brinde excelente atención, y otras que requieran mejoras. Tales resultados serán determinantes para la planificación, y deberán almacenarse por un tiempo máximo de cinco años, transcurridos los cuales, serán eliminados.

La participación del paciente es completamente voluntaria, y el proceso está sujeto a estrictos protocolos de seguridad y confidencialidad desde el momento en el que se inicia, hasta que finaliza. (East Midlands Procurement and Commissioning Transformation (EMPACT), 2010)

El proceso para controlar los costos, por parte del Gobierno, es el siguiente:

El Gobierno fija un presupuesto para 3 años, de manera cíclica. Para controlar la utilización y los costos, fija un presupuesto tope global para cada organismo, los cuales están en la obligación de lograr su equilibrio financiero al cierre de cada año. El sistema administrativo es centralizado, lo cual tiende a resultar en costos fijos más bajos. Las nuevas tecnologías, que son uno de los elementos más costosos, son evaluadas a través del Instituto Nacional de Salud y Excelencia Clínica (NICE). (Boyle, Entrevista, 2011)

---

9   Se conoce como Revisión de Utilización, a la aplicación de criterios determinados por la organización para aprobar cuidados basados en las necesidades médicas.

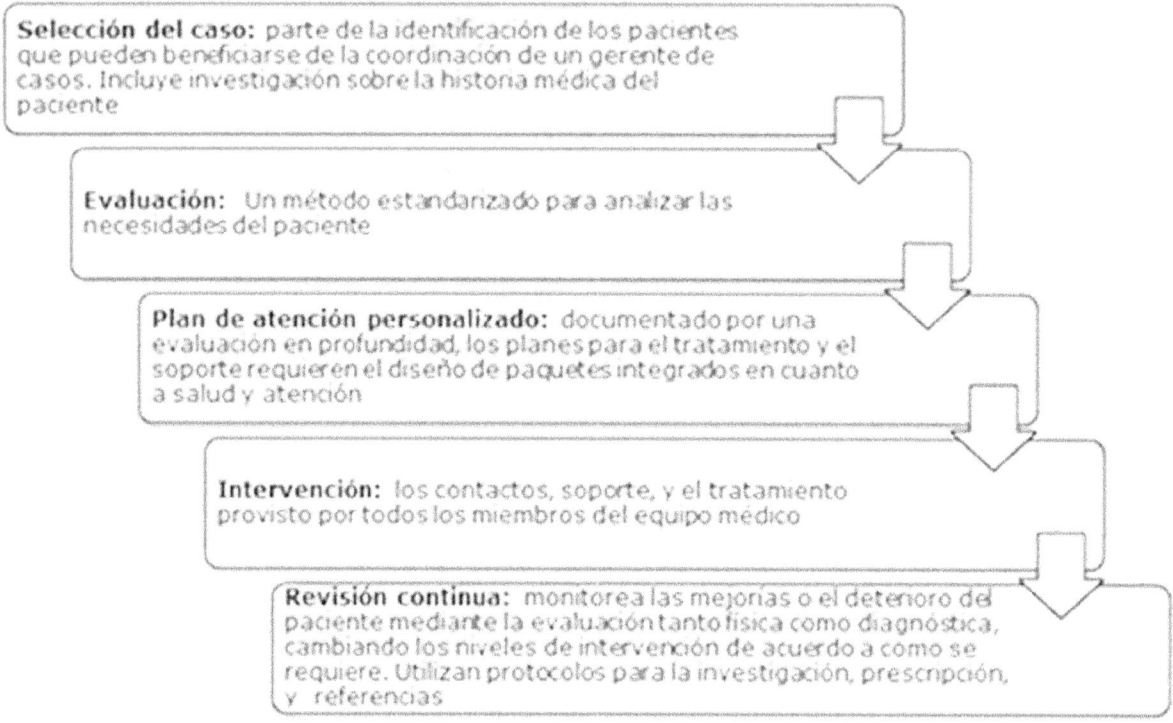

Ilustración 20: Etapas en la Gestión de Casos
Fuente: (NHS, 2011)

Gestión de casos

Es posible que algunos pacientes desarrollen múltiples condiciones a largo plazo, por lo que su atención se vuelve desproporcionadamente compleja y difícil de gestionar, tanto para ellos como para el sistema de salud.

Generalmente, tales pacientes presentan una mezcla de problemas y necesidades de salud y atención social que deben ser atendidos, sin embargo, debido a su vulnerabilidad, problemas relativamente simples pueden hacer que su condición se deteriore rápidamente, lo cual los pone en alto riesgo de ingresos hospitalarios no planificados (institucionalización a largo plazo). Aunque este fenómeno afecte frecuentemente a personas mayores, también puede incluir niños y pacientes con condiciones neurológicas complejas o problemas de salud mental.

La evidencia ha demostrado que la gerencia de casos puede mejorar la calidad de vida y los resultados para tales pacientes, reduciendo drásticamente los ingresos de emergencia, y disminuyendo los lapsos de hospitalización. Por esta razón, la introducción de Matronas de la Comunidad, dentro del enfoque de Gestión de Casos, ha jugado y jugará un papel importante para que las comunidades locales puedan alcanzar sus objetivos de salud, mejorar la atención a pacientes con afecciones crónicas, y reducir el uso de las camas de emergencia.

El NHS, considera la Gestión de Casos como el primer paso para la creación de un sistema de salud más efectivo, que se espera continúe progresando en cuanto a su aplicación hasta llegar a establecerse firmemente en todo el Sistema. (NHS, 2011)

En la actualidad, algunos modelos de Gestión de Casos señalan directrices sobre el desarrollo futuro de estos servicios. Sin embargo, no hay evidencia suficiente para afirmar que un modelo sea superior a otro. Los conductores actuales de las políticas públicas fomentan el abandono de los tratamientos reactivos, mientras promueven enfoques proactivos para la Gestión de Enfermedades, mediante la participación de diversas organizaciones y servicios dentro de la comunidad.

Matronas Comunitarias

El servicio fue desarrollado a partir de una propuesta piloto que ofrecía soluciones para tratar pacientes con condiciones crónicas en su propia casa. El proyecto, desarrollado entre 2002 y 2004, resultó tremendamente exitoso y con el apoyo del Departamento de Salud y la Autoridad de Salud Estratégica, diferentes variantes del mismo se han desplegado adecuándose a las necesidades de cada localidad.

Las Matronas de la Comunidad, son médicos con experiencia profesional que identifican de forma proactiva a los usuarios que requieren alta intensidad de servicios, a quienes brindan atención personalizada, gestionando sus esfuerzos junto con otros profesionales de la salud, para coordinar proactivamente el cuidado de enfermedades crónicas, a fin de reducir los ingresos a los hospitales y mejorar la calidad de vida de los pacientes. (NHS, 2011)

La matrona comunitaria puede anticipar y lidiar con los problemas antes de que escalen, minimizando su impacto en los servicios de salud y garantizando el bienestar de las personas, permitiéndoles elegir el lugar donde prefieren ser tratados. (NHS, 2011)

Herramienta para la detección de casos

(Pacientes en riesgo de re-hospitalización (PARR))

Como parte de las estrategias a largo plazo del Departamento de Salud, el Essex Strategic Health Authority (La Autoridad de Salud Estratégica de Essex), conjuntamente con la Agencia de Modernización (Modernisation Agency) comisionaron al King's Fund para desarrollar un software para ser utilizado por el Trust de Atención Primaria (Primary Care Trusts, PCT por sus siglas en Inglés) para identificar de forma sistemática a los pacientes que presentan un alto riesgo de readmisión hospitalaria por emergencias. Dicha herramienta, denominada (PARR) ha estado disponible desde septiembre de 2005.

Una vez que los PCT identifican a los pacientes de alto riesgo, conocidos como usuarios de muy alta intensidad Very High Intensity Users, (VHIUs, por sus siglas en inglés), se les ofrece una atención enfocada hacia la gestión de casos, activa y coordinada, sin que pierdan su vínculo con la comunidad. A estos pacientes los atiende un administrador de casos, por lo general una Matrona de la Comunidad.

La evidencia nacional e internacional ha demostrado que la Gestión de Casos para los pacientes con condiciones complejas múltiples o individuales, potencialmente mejora su calidad de vida y los resultados del tratamiento, reduciendo dramáticamente el número de hospitalizaciones urgentes.

La herramienta funciona en una base de datos relativamente simple desarrollada en Microsoft Access, libremente disponible para los gestores sanitarios y profesionales del NHS que deseen utilizarlo. La misma extrae información de las estadísticas hospitalarias Hospital Episode Statistics (HES, por sus siglas en inglés) que reúne datos por medio de criterios de lo que se consideran puedan ser factores de riesgo en los ingresos futuros al hospital. (Health Dialog, 2007)

Nuevas versiones del PARR+

Se han efectuado notables mejoras al algoritmo original de PARR. La herramienta se ha desarrollado aún más para tener en cuenta la opinión de los usuarios, hasta llegar a la versión actual que se la PARR 1, cuyas respuestas son más rápidas, es más fácil de usar y su función de des encriptación es más sencilla.

Esta versión se centra en la activación de admisiones para las condiciones de referencia específicas, incluyendo enfermedades cardíacas congestivas, diabetes y la Enfermedad Obstructiva Pulmonaria Crónica, las cuales representan alrededor del 20-25% de todas las admisiones de emergencia.

Una nueva versión modificada del algoritmo también ha sido creada, la PARR 2 la cual utiliza cualquier admisión de emergencia como "disparador". Esta versión no incluye las condiciones de referencia utilizadas en el PARR 1. Como el PARR 2 [10] se concentra en un número mayor de pacientes, identifica una mayor cantidad dentro de cada umbral de riesgo, pero debido a que en su diseño se eliminaron algunos criterios, también produce un mayor índice de falsos positivos. Sin embargo, entre sus ventajas está el que permite efectuar la gerencia de casos de los pacientes que lo necesiten en una fase mucho más temprana.

Actualmente, (2012) se está desarrollando una nueva herramienta, que combina los datos del hospital y los de la comunidad. Su algoritmo debe estar disponible a finales de año, y tendrá el poder agregado de la predicción del riesgo emergente de reingreso hospitalario para aquellos pacientes que aún no han experimentado hospitalizaciones recientes. La herramienta permitirá mejorar aún más la atención brindada y el modelado de sistemas o procesos, integrando además ideas y alternativas que podrían ser considerados en nuevas propuestas de salud y en la agenda de la Reforma de Salud en general.

---

10   PARR 1 y 2 PARR están contenidos en el paquete de software llamado PARR +, que fue lanzado el 1 de febrero de 2006, y es la más versión más actualizada. Las distintas organizaciones del NHS inicialmente podría ejecutar tanto PARR 1 y 2 PARR y comparar los resultados de cada uno antes de decidir qué versión es la más adecuada de acuerdo con sus necesidades locales.

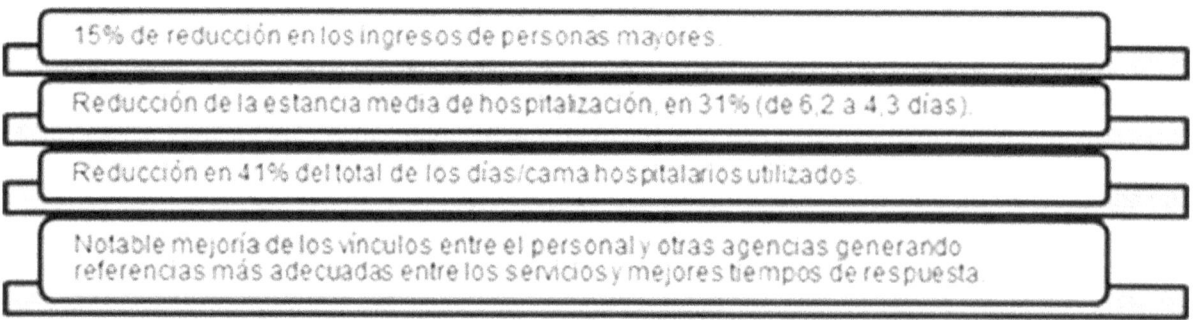

15% de reducción en los ingresos de personas mayores.

Reducción de la estancia media de hospitalización, en 31% (de 6,2 a 4,3 días).

Reducción en 41% del total de los días/cama hospitalarios utilizados.

Notable mejoría de los vínculos entre el personal y otras agencias generando referencias más adecuadas entre los servicios y mejores tiempos de respuesta.

Ilustración 21: Resultados del sistema piloto implementado en Castlefields Health Centre (UK)
Fuente: (Coffey, 2007)

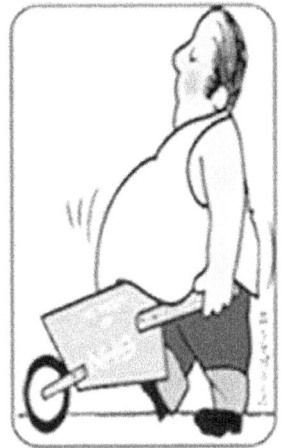

La carga de las enfermedades crónicas

• En el Reino Unido, afectan a más de 17,5 millones de adultos.

• 6 de cada 10 adultos reportan algún tipo de problema de salud crónico.

• Es probable que a futuro, 3/4 partes de la población mayor de 75 años sufra de alguna enfermedad crónica.

• Para el 2030, se estima que la incidencia de enfermedades crónicas en mayores de 65 años se duplique.

• Se estima que 45% de las personas con enfermedades crónicas sufren de más de una condición.

• Datos de la OMS indica que esta incidencia se refleja en el ámbito mundial, con un 75% de la población total con una enfermedad crónica, y el 50% con dos o más condiciones.

Ilustración 21: La carga de las enfermedades crónicas.
Cifras basadas en: (Coffey, 2007)

Gestión de Enfermedades

La Gestión de Enfermedades, también conocida como Atención Integral, es un punto clave en el programa de modernización del NHS.

Es reconocida ampliamente en el ámbito internacional como el método óptimo para la planificación y la prestación de servicios de salud, una respuesta sistemáticamente estructurada a un conjunto de problemas evidentes en cierto grado en todos los servicios de salud, incluyendo la falta de coordinación en la atención, sesgo hacia los tratamientos de emergencia, descuidos en cuanto a la atención preventiva, y tratamientos inadecuados en general. (NHS, 2011)

La teoría detrás de la Gestión de Enfermedades es que los recursos pueden utilizarse con mayor eficacia si la salud se organiza en torno al paciente. En lugar de divisiones funcionales, tales como las existentes entre la atención primaria y los hospitales, o entre diferentes especialidades clínicas, las divisiones son entre las enfermedades. Una sola organización puede llevar a cabo la prevención, la evaluación de la salud, diagnóstico, tratamiento y seguimiento de una enfermedad en particular.

Considera a los pacientes como entidades que experimentan el curso clínico de una enfermedad, en lugar de verlos como una serie de episodios aislados. Una combinación en cuanto a la educación del paciente, guías prácticas, consultas apropiadas, y suministros de medicamentos y servicios plenamente coordinados, conforman la esencia de la gestión de la enfermedad. Sin embargo, pese a las numerosas ventajas que presenta, la implementación de la Gerencia de Enfermedades en el NHS, ha contado con numerosas barreras, entre las cuales cabe mencionar:

• Los médicos pueden temer cierta pérdida de autonomía en la toma de decisiones, ya que se espera que se adhieran a nuevas directrices y protocolos.

• Los pacientes podrían quejarse de no poder elegir a su especialista o no participar activamente en cuanto a su tratamiento.

Thomas Bodenheimer[11] alerta que los programas de Gerencia de la Enfermedad ejecutados con fines de lucro en los Estados Unidos, pueden traer consecuencias no deseadas y disfuncionales para el sistema sanitario en su conjunto, como por ejemplo, incremento en los costos, por lo cual aboga por un enfoque gerencial que aproveche los puntos fuertes de la atención primaria, en lugar de externalizar las actividades hacia intereses comerciales especializados. Para él, el acceso a la atención primaria ha demostrado ser correlativo a la reducción del uso hospitalario, disminuyendo los costos, al tiempo que preserva la calidad.

De acuerdo con este enfoque, en contraste con EE.UU. y otros países europeos, el NHS está en una posición ventajosa para adoptar los principios de la Gerencia de Enfermedades. En el Reino Unido, al igual que en otros países europeos, se ha experimentado con asociaciones público-privadas, aunque poco se sabe sobre su impacto o efectividad. Es importante resaltar que no existe un modelo único de Gestión de Enfermedades que pueda ser aplicado en todas partes. Pero sus principios pueden ser importantes para rediseñar servicios donde se preste mayor atención a la prevención y a la atención primaria. Solamente evaluaciones confiables demostrarán si se han producido ahorros significativos, y mejoras de los resultados.

Gestión de Enfermedades crónicas

El aumento de la incidencia de enfermedades crónicas presenta un enorme desafío no sólo para el NHS, sino para los sistemas de salud del mundo entero.

---

11   Thomas Bodenheimer, MD, MPH. Reconocido especialista en el área de Políticas Públicas y Gerencia de la Salud. Adjunct Professor UCSF School of Medicine, Family & Community Medicine - Healthcare Management. Department. Ha publicado gran cantidad de libros, algunos de los cuales se utilizan como textos.

Autocuidado y autogestión: supone el apoyo a los pacientes para que cumplan un papel activo en la gestión de su propio cuidado, ayudándoles a manejar sus condiciones específicas y adoptar hábitos para impedir que éstas empeoren, reduciendo el riesgo de que contraigan otras

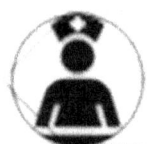

Gestión de la enfermedad: creación de equipos multidisciplinarios de alta calidad, que ofrezcan atención basada en la evidencia incluyendo el uso de protocolos

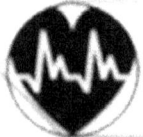

Gestión de casos: la gestión activa enfocada en personas de alto riesgo con necesidades complejas, a través de Gerentes de Casos quienes asumen la responsabilidad de controlar cierto número de casos, trabajando dentro de un sistema de atención integral

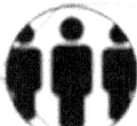

La Gestión del Conocimiento: comprende entre otras, la capacidad de identificar grupos de riesgo dentro de una población específica, llevar a cabo evaluaciones de las necesidades, analizar y administrar los recursos con los que se cuenta de acuerdo con cada nivel de actividad, y encontrar tendencias

Ilustración 22: Enfoques clave para la Gestión de Enfermedades crónicas

Por definición, las enfermedades crónicas son aquellas que sólo puede ser controladas y no curadas en la actualidad. Tales como la diabetes, asma, artritis, insuficiencia cardíaca, enfermedad pulmonar obstructiva crónica, demencia y una serie de condiciones de discapacidad neurológica.

Vivir con una enfermedad crónica tiene un impacto significativo en la calidad de vida del paciente y su familia; y la incidencia de las mismas aumenta con la edad. Muchas personas mayores viven con más de una condición crónica y esto significa que se enfrentan a retos particulares, tanto médicos como sociales. Además, el cuidado de pacientes con enfermedades crónicas, consume una gran proporción de los recursos sanitarios y sociales. Son significativamente más propensos a visitar a su médico de cabecera con mayor frecuencia (representando alrededor del 80% de las consultas de medicina general), y por lo general requieren más días de hospitalización y consumen más recursos, que aquellos sin tales condiciones.

La Organización Mundial de la Salud ha identificado las enfermedades crónicas como la principal causa de discapacidad para el año 2020, y advierte que, de no manejarse con éxito, se convertirán en el problema de salud más grave y costoso del mundo.

Comparación con Kaiser Permanente

Existen enormes diferencias en el uso de camas/días entre Kaiser Permanente (y otros proveedores de Estados Unidos) y el NHS. Por ejemplo, en KP, la estancia media posterior al remplazo de caderas es de 4 días. Esto es en parte debido a cómo gerencian las enfermedades crónicas, lo cual facilita una mayor integración entre los médicos generalistas y la atención especializada.

Excelencia en la Gerencia de Enfermedades Crónicas

Cada vez hay más pruebas, a partir de mejoras en los servicios, iniciativas ya existentes y la experiencia de otros países, de que los componentes esenciales de una buena Gestión de Enfermedades crónicas incluyen:

- El uso de sistemas de información para acceder a datos clave sobre los individuos y las poblaciones.

- La identificación oportuna de pacientes con enfermedades crónicas.

- La estratificación de los pacientes según el riesgo.

- La participación de los pacientes en su propio cuidado.

- La coordinación de la atención (a través de gerentes de caso).

- Participación de equipos multidisciplinarios.

- La integración de conocimientos especializados y generalistas.

- Integración de la atención a través de fronteras organizacionales, a objeto de minimizar consultas e ingresos innecesarios a los hospitales.

- Proveer cuidados fuera del hospital.

Modelos para la prestación del servicio

Modelos y técnicas que en la actualidad se están aplicando y probando en el NHS son:

•   El Programa de Pacientes Expertos The Expert Patients Programme.

•   La Colaboración Nacional de Atención Primaria The National Primary Care Collaborative.

•   Las Comunidades Saludables de colaboración The Healthy Communities Collaborative.

•   Nuevos modelos de planificación y herramientas para predecir la demanda de servicios.

•   Aprender de y trabajar con organizaciones exitosas como: Kaiser Permanente, Pfizer Health Solutions, y programas como el Pursuing Perfection

4. Gerencia del Acceso en el NHS

El espinoso asunto de los tiempos de espera

No existe unanimidad en cuanto a la percepción de la infame lista de espera[12] del NHS. Mientras unos la critican con dureza, aduciendo que representa una gran falla organizacional, otros la ven como algo necesario, como una criba entre una gran demanda y recursos limitados. Lo que sí es cierto es que el NHS es una organización enorme que históricamente no ha medido la demanda, ni las variaciones en la misma. En lo que a capacidad se refiere, la mayor parte de su planificación se basa en la actividad promedio pasada. De hecho, son las variaciones en cuanto a capacidad y el desajuste entre demanda y capacidad, las razones de los cuellos de botella y las listas de espera. La planificación ha funcionado erróneamente, y la tendencia es hacia el aumento de las colas, cuellos de botella y listas de espera, pese al deseo de mejorar y la inversión masiva de recursos.

La estrategia propuesta por el NHS Institute for Innovation and Improvement, hace hincapié en la necesidad de comprender y gestionar correctamente el flujo de pacientes, y se sabe que existe el potencial para implementar exitosamente dicho modelo a lo largo del NHS.

Dicho instituto, tiene entre sus funciones el impulsar los procesos de innovación, a través de una metodología centrada en la participación de los usuarios finales en el proceso de diseño y producción. (NHS Institute for Innovation and Improvement, 2012). Aspirando a la creación de un "hospital sin esperas", parten del supuesto que no es la carencia de recursos la causante del problema, lo cual explicaría el fracaso del enfoque de "la capacidad continúa añadida", tal y como se ha venido aplicando durante muchos años.

Se piensa que las iniciativas anteriores para disminuir las listas y tiempos de espera han fracasado porque no resuelven la causa subyacente de la cola, es decir, la falta de coordinación entre la demanda y las variaciones en cuanto a la capacidad. Además de la existencia de incentivos encubiertos para el mantenimiento de dicha cola. El objetivo es diseñar un sistema que pueda hacer frente a variaciones de la demanda, sin demoras innecesarias, para que cada paciente transite convenientemente.

---

12   El marco operativo del NHS establece que sus Estatutos que los pacientes tienen derecho a ser atendidos dentro de un plazo no mayor a las 18 semanas (condiciones no urgentes) a partir de la fecha de referencia.

Se plantea un principio de acceso avanzado, basado en los factores emergentes analizados en la teoría de la complejidad, o "viendo lo que hay que hacer hoy en el trabajo" (Murray, 2000). La adopción universal de este enfoque permitiría mejorar la seguridad y calidad del sistema para todos los pacientes. Los esfuerzos se concentrarían en mejorar el flujo de los pacientes, para lo cual se recomienda gestionar los cuellos de botella y reducir las variaciones, las cuales se derivan de la capacidad de atención implícita.

La estrategia propuesta por el NHS Institute for Innovation and Improvement, es la siguiente:

a. Comprender el sistema

• Entender la demanda y la capacidad del sistema a nivel macro y el impacto que los diferentes flujos tienen entre ellos (por ejemplo, en la variación de las atenciones de emergencia y admisiones electivas)

	Tratamiento	No Total de Pacientes[1]	Tiempo de espera Promedio (en semanas)	95% Percentil de espera (en semanas)	Total a ser atendidos entre 18 semanas	% a ser atendidos en 18 semanas
Tiempos de Espera en el NHS (Nacional-Mensual)	Cirugía General	40,803	8.6	23.6	36,821	90.2%
	Urología	20,234	7.2	21.4	18,603	92.2%
	Traumat. Ortopedia	55,043	12.6	26.4	46,574	84.7%
	ENT	16,280	10.0	21.9	14,858	91.3%
	Oftalmología	41,105	10.2	19.6	38,328	93.2%
	Cirugía Oral	17,071	11.5	22.0	15,432	90.4%
	Neurocirugía	2,369	9.1	28.8	1,907	81.9%
	Cirugía Plástica	10,926	7.6	20.8	10,135	92.8%
	Cirugía Cardiotorácica	1,940	7.1	20.1	1,794	93.4%
	Mediana general	5,406	3.4	14.7	5,334	98.8%
	Gastroenterología	10,996	4.8	15.4	10,791	98.3%
	Cardiología	9,284	6.6	17.8	8,829	95.5%
	Dermatología	7,405	6.8	17.9	7,070	95.6%
	Mediana Torácica	1,572	2.9	14.5	1,559	99.3%
	Neurología	779	3.9	15.6	722	99.0%
	Reumatología	1,474	3.5	13.9	1,452	98.5%
	Mediana Geriátrica	227	0.9	12.9	225	99.1%
	Ginecología	26,269	7.3	18.6	24,788	94.4%
	Otros	32,529	6.3	20.4	30,147	93.2%

[1] Pacientes cuyo tratamiento se inició durante el mes y requieren ingresar en el hospital

Tabla 5: Referral to Treatment (RTT) Waiting Times
Fuente: (NHS Treatment Measurement Team, 2012)

- Determinar las rutas de los pacientes a través de los procesos clínicos

b. Simplificar los procesos

- Reducir el número de pasos a seguir

- Reducir el número de colas en los cuellos de botella durante cada proceso

c. Controlar la variación

- Identificar a los pacientes con características de flujo similares y separar dichos flujos cuando sea necesario (segmentación)

d. Reducir la variación

- Medir la demanda y la capacidad continua en el tiempo

- Comprender las causas de variación que afectan a la demanda y la capacidad del sistema

e. Hacer que el sistema sea seguro tanto para los pacientes y el personal

- Establecer la capacidad apropiada para tener en cuenta las variaciones y minimizar el retraso para todos los pacientes

- Seguimiento de la variación usando análisis estadístico de procesos

- Establecer métodos de control y comunicarlos a todo el personal

5. Gerencia del Conocimiento en El NHS

Refiriéndose a la Gerencia del Conocimiento aplicada a la Salud, los profesores, Christo El Morry y Julien Subercaze, de las Universidades de New York y Lyon respectivamente, afirman que la necesidad es hacer llegar la información precisa, en el momento oportuno a la persona adecuada, en el formato correcto, permitiendo que la información se traduzca en acciones que mejoren el rendimiento general de la organización. El no hacerlo es un impedimento para la implementación de la medicina basada en la evidencia. En este contexto, la Gestión del Conocimiento puede cumplir un papel importante mediante la organización de los conocimientos, haciéndolos accesibles. (El Morry, 2009)

La Gestión del Conocimiento ha crecido en importancia para el NHS en los últimos años y ahora es vista como un elemento central para la prestación de mejores resultados sanitarios y una herramienta eficiente y eficaz para la reducción de las desigualdades en materia de salud. La Gestión del Conocimiento es un componente clave para la World Class Commissioning:

Para llegar a ser de clase mundial, los comisionados tendrán un enfoque basado en la evidencia. Ellos necesitarán una gestión avanzada del conocimiento, análisis, y técnicas de predicción, así como la capacidad de escuchar y comunicarse con la comunidad local. (NHA Quality Observatories, 2012)

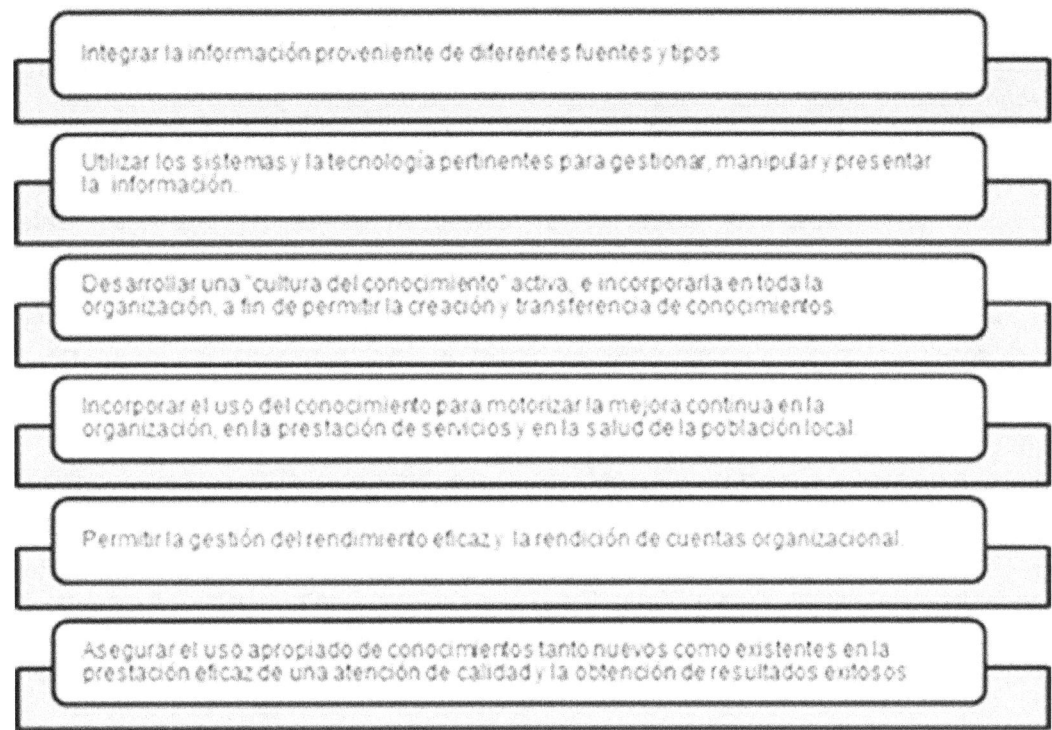

Integrar la información proveniente de diferentes fuentes y tipos

Utilizar los sistemas y la tecnología pertinentes para gestionar, manipular y presentar la información.

Desarrollar una "cultura del conocimiento" activa, e incorporarla en toda la organización, a fin de permitir la creación y transferencia de conocimientos.

Incorporar el uso del conocimiento para motorizar la mejora continua en la organización, en la prestación de servicios y en la salud de la población local.

Permitir la gestión del rendimiento eficaz y la rendición de cuentas organizacional.

Asegurar el uso apropiado de conocimientos tanto nuevos como existentes en la prestación eficaz de una atención de calidad y la obtención de resultados exitosos

Tabla 6: Los objetivos clave de la Gerencia del Conocimiento en el NHS
Fuente: Propia, a partir de (NHS Connecting For Health, 2011)

Según ellos, la importancia de la Gestión del Conocimiento se demuestra por la existencia de un componente de conocimiento en cada una de las competencias, donde de cada once competencias, una está dedicada a la Gestión del Conocimiento y la evaluación de necesidades.

La publicación del NHS "High Quality Care for All, the NHS Next Stage Review" (Alta calidad para todos, la revisión de la siguiente etapa para el NHS) puso de relieve la importancia de la información y el conocimiento en la entrega y medición de la calidad. El NHS ha desarrollado la evidencia para facilitar el acceso a una base de datos completa para todos los que trabajan en el cuidado de la salud y cuidado social. (National Institute for Health and Clinical Excellence) (Instituto Nacional para la Salud y la Excelencia Clínica). Como parte de la revisión, recomendó el establecimiento en las diferentes regiones de un "Observatorio de Calidad" para establecer evaluaciones comparativas, el desarrollo de indicadores y la identificación de oportunidades para promover mejoras en el personal.

Otra lección importante del NHS es la necesidad de adoptar un enfoque basado en la evidencia, que permita enfrentar los desafíos actuales, utilizando la innovación para impulsar el cambio. (Letter issued by the Department of Health, 10 August 2009, Gateway Reference 12396. Carta emitida por el Departamento de Salud, 10 de agosto de 2009, enlace de referencia 12396.)

La creación del "Servicio Nacional del Conocimiento" también demuestra un compromiso con un enfoque estratégico en cuanto al conocimiento y la información en el ámbito nacional. Lo cual ha sido respaldado además por la creación de la función de Oficial Jefe del Conocimiento (OJC) Chief Knowledge Officer (CKO, por sus siglas en inglés) para el NHS.

Nueve Institutos Nacionales de Investigación en Salud Health Research (NIHR) denominados: Colaboraciones para el liderazgo en la Investigación Aplicada y el cuidado de la Salud Collaborations for Leadership in Applied Health Research and Care (CLAHRCs) se han establecido a través de Inglaterra para llevar a cabo investigaciones centradas en las necesidades de los pacientes, y ayudar a llevar la evidencia a la práctica. El intercambio de conocimientos y la traducción de la innovación a través del aprendizaje organizacional son fundamentales para el trabajo de los CLAHRCs.

La importancia de la Gestión del Conocimiento se destacó además por la investigación efectuada por MidStaffordshire, que identificó graves deficiencias en el uso y el intercambio de información. Entre las recomendaciones efectuadas para solucionar las mismas, se encuentran: Impulsar la participación de los pacientes y el público en general, la captura de la información resultante, así como la pronta difusión de resultados apoyados por un excelente uso de datos e información. Según sus autores, ambas recomendaciones requieren un enfoque sistemático. (Thomé, 2009)

Aunque la variedad de las iniciativas descritas, demuestran un gran compromiso con la Gestión del Conocimiento en el ámbito nacional, conforman un enorme rompecabezas que todavía no se ha armado.

Las necesidades de conocimiento están en todos los ámbitos de la organización: núcleo estratégico, corporativo y operacional. Para satisfacerlas, la Gestión del Conocimiento debe integrar la planificación, el establecimiento de prioridades, la toma de decisiones y las estrategias para el mejoramiento del servicio. Ser una organización con un marco eficaz para la Gestión del Conocimiento permite:

- El desarrollo de estrategias de servicio basadas en la evidencia.

- Una comprensión exacta de las necesidades actuales y futuras.

- La eficaz planificación estratégica y el correcto establecimiento de prioridades.

- Comprender las demandas y capacidades.

- La prestación de servicios basados en la evidencia y en la comprensión de las necesidades.

- Una gestión del rendimiento eficaz.

- Determinar la eficacia de los servicios e intervenciones.

- Establecer niveles de productividad y oportunidades futuras.

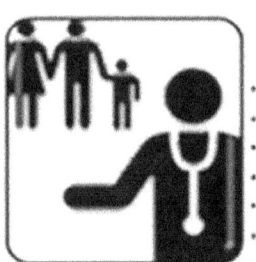

Principios fundamentales de la Gestión del Conocimiento

- Hacer del conocimiento el enemigo de la enfermedad
- Apoyo a las decisiones tomadas por los pacientes
- Apoyo a las decisiones de la práctica clínica
- Creación y movilización de la base de conocimientos
- Utilizar el conocimiento en el proceso de consulta
- Integrar los conocimientos en el aprendizaje y la toma de decisiones

Ilustración 23: Principios fundamentales de la Gestión del Conocimiento
Fuente: Propia, a partir de (NHS Connecting For Health, 2011)

La gerencia efectiva del conocimiento permitirá la toma de mejores decisiones y la utilización más adecuada y específica de los recursos a fin de mejorar las capacidades organizacionales para ofrecer una mayor calidad y optimizar los resultados en un clima económico desafiante. La sección siguiente expone la visión estratégica para el alcance de esta estrategia y la Gestión del Conocimiento y de los objetivos clave que permitirán la aplicación de la misma en el NHS. (Wynn, 2011)

Las principales tareas

Julie Graebe, Directora General Adjunta del Heatherwood and Wexhan Park Hospitals (NHS Trust), estableció las principales tareas a efectuar por el NHS durante el próximo año 2012-2013 para avanzar en su estrategia de Gerencia del Conocimiento:

- Llevar a cabo una auditoría del conocimiento, incluyendo la biblioteca física de contenidos relacionados y el contenido electrónico de documentos de la Intranet. La auditoría examinará si las normas propuestas se cumplen, identificando posibles medidas correctivas.

- Estudiar maneras para capturar el conocimiento tácito.

- Establecimiento de una función en el Departamento de Comunicaciones Corporativas para desarrollar y gestionar el sitio, con apoyo de la biblioteca, con el fin de cumplir con los requisitos del Freedom of Information Act de 2000.

- Diseño de una red global de arquitectura de servicios para satisfacer las necesidades de los usuarios, y el hardware y software asociado.

- Aumentar la concienciación sobre las fuentes de información electrónicas disponibles para el personal del NHS en la economía local de salud y de los medios para integrar los recursos de manera eficaz. (Graebe, 2008)

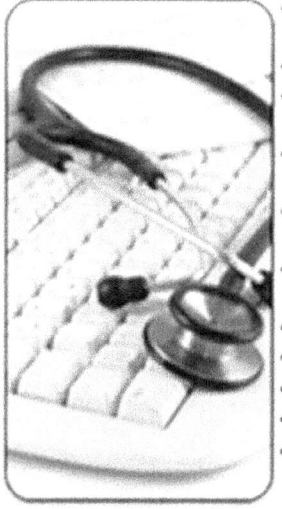

Temas de interés dentro de la informática de salud

- Normas de Información (gestión de documentos, terminologías clínicas e interoperabilidad)
- Análisis de información y presentación de informes
- Gestión del conocimiento (que abarca la difusión y el acceso a la evidencia)
- Datos electrónicos de los pacientes (que abarca la agregación de datos, datos poblacionales, actas, historias médicas e información operativa)
- Soporte de decisiones (incluyendo prescripciones, ordenes y protocolos de atención)
- Apoyo a las Comunicaciones (que abarca las comunicaciones entre los profesionales y los cuidadores del paciente)
- Gestión del cambio (cuestiones informáticas)
- Información sobre gerencia y gobernabilidad
- Evaluación de la eficacia de la informática de salud
- Educación de salud en informática (que abarca todo lo anterior)
- La distinción entre "los datos electrónicos de los pacientes" y "soporte a las decisiones" es que el primero permite simplemente el acceso pasivo a los datos, mientras que el segundo ofrece orientación activa sobre el cuidado del paciente.

Gestión del Conocimiento durante la transición planteada por la reforma

El NHS se ha embarcado en el mayor programa de reforma en su historia. Al mismo tiempo, debe adaptarse a una nueva era de austeridad en momentos de restricción económica y recuperación general, sin disminuir la calidad de su servicio, lo cual sigue siendo su principal preocupación. Por lo tanto, el desafío en estos momentos de transición, tiene que ver con la continuidad del servicio. Un elemento clave será la transferencia útil y eficaz de la memoria corporativa a sus sucesores, para lo cual se ha panificado un proceso referencial de Planificación. (NHS Connecting For Health, 2011)

Para el NHS, será de vital importancia que las nuevas organizaciones, conocidas como "receptoras", se beneficien del amplio conocimiento y la experiencia acumulada en el cierre de las organizaciones que ellos denominan "remitentes". Respaldada por un amplio marco de Gestión del Conocimiento, en este apartado se esboza el enfoque propuesto para ayudar a las organizaciones que integran el NHS -actual, contínuo y sus sucesores- a mantener, transferir y adquirir la memoria corporativa.

Transferencia eficaz de la memoria corporativa

Afrontar el desafío de evitar la pérdida de la memoria corporativa implica dos etapas que deben adoptarse de acuerdo con el contexto local y circunstancial de cada oficina o servicio:

- Conservación de la Memoria Corporativa. Las organizaciones remitentes deben tomar una "instantánea" de su trabajo, teniendo la oportunidad de capturar los logros de su personal, el progreso alcanzado, ideas y experiencias, conjuntamente con sus recomendaciones para la práctica a futuro, todo lo cual proporciona un legado de conocimiento que les puede servir de base. Se recomienda también el desarrollo de campañas comunicacionales internas que difundan el valor de preservar la memoria corporativa.

- La adquisición de conocimiento relevante. Las organizaciones receptoras que asumen el trabajo relacionado con la actividad anterior, deben explorar y aprovechar el legado que significa el conocimiento de sus predecesores. De esta manera, las nuevas organizaciones pueden aprovechar los avances, sapiencias y experiencias de los "remitentes".

El Equipo de Gestión del Conocimiento (DHID)

Tiene la responsabilidad de desarrollar y aplicar las iniciativas generadas en el marco de Gestión del Conocimiento. Incluye entre sus acciones el proyecto de Desarrollo de Capacidades Informáticas (CDI), el cual ofrece materiales de apoyo, orientación y herramientas para guiar a individuos y organizaciones en el NHS y el Department of Health (DH, por sus siglas en inglés) y otras relacionadas, en el desarrollo de sus capacidades informáticas para adaptarse a un entorno cambiante. (NHS Connecting For Health, 2011) Entre las funciones del equipo se encuentran:

- La elaboración y publicación de los "activos de conocimiento", en los cuales se "capturan" experiencias previas, a fin de dotar de un contexto y un significado a las "salidas" (output) formales del sistema.

- Apoyar el ciclo de aprendizaje continuo a través de la aplicación de herramientas y técnicas antes, durante y después de los procesos de cambio.

• Apoyar la colaboración a través del desarrollo y mantenimiento de comunidades en línea.

Informática de salud

La definición más comúnmente utilizada de Informática de la Salud es la siguiente:

El conocimiento, habilidades y herramientas que permiten recoger, gestionar, utilizar y compartir la información a fin de apoyar la prestación de la asistencia sanitaria y promoción de la salud. (Department of Health , 2002)

A fin de promover y apoyar la enseñanza de la informática para los médicos, enfermeras, parteras y profesiones relacionados con la salud, a niveles pre-y post-registro, el NHS ha diseñado el proyecto denominado: Incorporación de la informática en la educación clínica. El cual está dirigido por un equipo denominado Health Informatics Development, que cuenta con el apoyo de un grupo directivo multidisciplinario que incluye líderes clínicos, educadores, representantes de organismos profesionales y comisionados de educación.

Como parte del proyecto se publicó un documento de orientación curricular, "Aprender a administrar la información de la salud: un tema para la enseñanza clínica. Haciendo la Diferencia (2009)" (Learning to Manage Health Information: a theme for clinical education. Making a Difference) el cual se centra en comunicar la necesidad de relacionar y desarrollar la informática como parte esencial de la educación clínica, proporcionando medios para apoyar a los médicos y educadores en el área. (NHS Connecting for Health, 2009)

Una taxonomía relativamente simple es probable que sea más factible para un plan de comunicación eficaz, por lo que de acuerdo con sus necesidades de información, el NHS clasifica a los usuarios de la Informática de la Salud en siete grupos:

• Encargados de formular políticas y los planificadores

• Médicos

• Proveedores de servicios sanitarios

• Proveedores de Tecnología de la Información (incluyendo las asociaciones de comercio, grupos de enlace y profesionales de la industria)

• Académicos

• Pacientes y cuidadores

• Practicantes de la informática de la Salud

Elementos considerados por la Informática de la Salud

e-Learning

Garantizar la seguridad de todos los que entran en contacto con los servicios de salud es uno de los retos más importantes para la industria médica hoy en día. Central a éste resulta la Gestión Clínica. La obtención de los datos, el acceso a la información precisa por las personas adecuadas en el momento oportuno y la forma correcta de informar las decisiones, puede marcar una diferencia esencial en la prestación de los servicios de salud.

Historial Clínico

Los registros de salud sirven para muchos propósitos en el entorno de la atención sanitaria moderna, pero fundamentalmente son la base de la alta calidad de la atención y la seguridad de los pacientes. La práctica clínica en el Reino Unido cada vez se basa más en el almacenamiento electrónico y la comunicación de los registros de los pacientes. En la actualidad la atención primaria encabeza su uso a través, por ejemplo del GP2GP (transferencia electrónica de registros entre las prácticas). El despliegue de nuevos sistemas de clínicas en el sector hospitalario tiene cada vez mayor impacto en la atención de crisis y emergencias, y se ha venido implementando para estandarizar el llenado de la historia clínica.

El lenguaje de la salud – la codificación clínica

Se conoce como "terminología clínica" a una lista estructurada de conceptos y sus respectivas descripciones tal y como corresponden a su uso en la práctica clínica. Las terminologías clínicas describen la atención y el tratamiento de los pacientes y abarcan ámbitos como: enfermedades, operaciones, tratamientos, medicamentos y administración sanitaria. Permiten el registro detallado del tratamiento, ya sea de un incidente aislado o como un resumen de la historia del paciente. Si la información clínica se va a transferir de manera segura por vía electrónica, es necesario introducir una normativa estándar en los sistemas clínicos, a fin de garantizar la eficiencia y la consistencia, evitando las ambigüedades entre los diferentes especialistas que compartirán dicha información, por ejemplo, trabajadores sociales y médicos, a fin de cubrir áreas tan disímiles como la asistencia social, prescripciones, referencias, egresos hospitalarios o procesos de contabilidad.

Sistemas clínicos

Todos los profesionales de la salud deben tener una buena comprensión de los sistemas de información disponibles para apoyar el cuidado del paciente y cómo utilizar aquellos aplicables a su propia práctica. En este contexto, es necesario entender el papel, la función, los beneficios y el uso de los sistemas, tanto en el ámbito local como nacional. En el ámbito local, ya sea en cuanto atención primaria, secundaria o comunitaria, los médicos deben estar familiarizados con el propósito y las relaciones entre la gama de funciones, beneficios y usos de los sistemas y servicios implementados en el NHS.

eSalud: La futura dirección de la atención clínica

En 2004, el profesor Jean-Claude Healy MD, PhD (fallecido), entonces director de la estrategia de la sanidad electrónica en la Organización Mundial de la Salud, declaró que: "La sanidad electrónica es un instrumento para aumentar la productividad en el contexto de los sistemas de salud existentes, pero también es la columna vertebral para un futuro en el que la sanidad estará centrada en el ciudadano". La sanidad electrónica o eHealth es un término relativamente reciente para la práctica de la salud y se apoya en procesos electrónicos y comunicacionales. El término puede ser utilizado de forma incoherente: algunos dirían que es intercambiable con la informática de la salud, mientras que otros lo utilizan en el sentido estricto de la práctica médica a través Internet. Lo que está claro es que estas tecnologías nuevas y emergentes jugarán un papel importante para permitir a los proveedores da salud responder a los desafíos actuales.

Gerencia de la Evidencia / Evidence Management en el NHS

En la última década, la expansión de la práctica basada en la evidencia ha sido una piedra angular de la política de gestión clínica del NHS. En el contexto del Sistema Nacional de Salud, la Gestión del Conocimiento fue impulsada en parte por el movimiento de la medicina basada en la evidencia, debido a la tendencia a utilizar la tecnología informática para aumentar la eficiencia, y en parte por marcos como la Gestión de la Calidad Total y otras iniciativas orientadas hacia la re-ingeniería de los sistemas de salud. El NHS ha apoyado todo ello con un rápido crecimiento programático.

La informática de la salud es un pilar central de la política del NHS y uno de sus principales motores para la transformación de los servicios. Aunque el programa esté sujeto a variaciones de dirección de acuerdo con la orientación gubernamental y cambios ministeriales y de gabinete, de alguna forma tendrá que mantener cierta consistencia para lograr la eficiencia necesaria al tiempo que cumplen con la normativa de seguridad, en relación con sus objetivos estratégicos.

La visión estratégica del NHS es que la informática de salud debe interconectar ciudadanos, pacientes y médicos con la información correcta, reducir los costos operativos y apoyar nuevos modelos de atención. Sin embargo, hasta ahora los proyectos de informática de la salud frecuentemente incumplen con las expectativas creadas y aunque las razones de su fracaso son conocidas, suelen repetirse. En consecuencia, el NHS ha elaborado una serie de medidas con las cuales se espera romper este ciclo de fracasos y enfrentar la situación exitosamente.

La evidencia en el NHS se puso en marcha en 2009 para gestionar la difusión del conocimiento. Su introducción ha asegurado que quienes trabajan en la atención sanitaria tienen libre acceso a información de calidad, y a las mejores prácticas necesarias para la toma de decisiones a través de la evidencia, de forma rápida y sencilla. En el NHS los usuarios pueden buscar evidencia de más de 150 fuentes simultáneamente, incluyendo aquellas de prestigio internacional como la Biblioteca Cochrane (Cochrane Library), y la Farmacopea Nacional Británica (British National Formulary and Map of Medicine). Los tipos de recursos disponibles incluyen directrices, información sobre drogas, investigación primaria y resúmenes clínicos. Además, los titulares de cuentas y cotizantes también pueden obtener libre acceso a bases de datos de pruebas, libros electrónicos, publicaciones científicas y revistas arbitradas.

The National Institute for Health and Clinical Excellence (NICE, por sus siglas en inglés), es uno de los mayores logros en cuanto a la Gerencia de Evidencia, pues como es un cuerpo oficial puede evaluar la evidencia antes de tomar decisiones, formalmente reconociendo la necesidad de aplicar las políticas de costo-efectividad. En otras palabras, es un mecanismo formal para evaluar la evidencia con base al costo. (Mandeville, 2011)

Entre las mejores prácticas que el NHS ha desarrollado con respecto a la gerencia de evidencia se encuentran:

• Repositorio de evidencia / Evidence repository. Una herramienta importante para apoyar la difusión del conocimiento es el recurso que se utilice para indexar y acceder a la evidencia más importante. Para ello se ha establecido el repositorio de la Facultad de investigación del Reino Unido, el cual ofrece una buena oportunidad para construir una base de evidencia reconocida y de confianza. Es necesario debatir sobre las reglas que determinarán el acceso al repositorio de forma que equilibre la apertura con la protección de la información comercialmente sensible u organizacionalmente delicada. El depósito debe aspirar a ser más que un simple catálogo de informes, sino una organización que activamente recolecte, documente, examine y difunda evidencia de calidad. Evaluar y comunicar la evidencia requieren de adecuados recursos humanos y materiales. Para ello es necesario desarrollar un plan de negocios orientado hacia un "servicio de evidencias" para la informática de la salud, que eventualmente, podría llegar a convertirse en una colección especializada dentro de la evidencia del NHS.

• Colecciones especializadas. Además de proveer servicios Web, base de datos médicos, revistas arbitradas y búsquedas de libros electrónicos, la evidencia del NHS alberga más de 30 colecciones especiales digitalizadas, que ofrecen actualizaciones anuales de evidencia en áreas claves, ofreciendo una visión directa y concisa sobre lo más recientemente publicado.

• Barra de búsqueda de evidencia para Intranet o sitio web. La Presidencia del NHS, motiva a todas las organizaciones que integran el NHS y el Trust para que descarguen una barra de búsqueda de evidencia en sus Intranets y sitios web. Lo cual significa que el personal puede buscar evidencia directamente desde la página web de su organización, obteniendo rápida y fácilmente, acceso a información fiable. Al respecto, David Nicholson, Presidente Ejecutivo del NHS, señala:

Sabemos que hay una cantidad enorme de evidencia sobre lo que funciona y lo que aporta valor. No necesitamos salir y crear todo desde el principio. Por el contrario, debemos que ser más inteligentes sobre el uso de lo que ya tenemos. El NHS, está jugando un papel clave para garantizar que este tipo de evidencia sea accesible para todas sus organizaciones. (NHS, 2012)

NHS y el Aprendizaje Organizacional

En 1998, el Secretario de Estado Británico para la Salud anunció que el objetivo central del nuevo gobierno laborista era "modernizar" el NHS. Según el Secretario de Estado de Salud, esta modernización incluía la necesidad de crear una cultura que celebrase y alentara el éxito y la innovación, una cultura que reconociera la posibilidad de aprender de los errores del pasado. (Health, 1998)

Un punto clave de este énfasis en el aprendizaje y la innovación fue la introducción de una política de gestión clínica centrada en la responsabilidad multidisciplinaria de los equipos de trabajo en las diferentes áreas para gestionar el riesgo, implementar la praxis basada en la evidencia, y aprender de los errores. Este espíritu de aseguramiento de la calidad, en el que todo personal fue alentado a participar, al parecer indicó que el Gobierno quería enmarcar las mejoras del servicio en términos sistémicos en vez de enfatizar el desempeño individual.

Efectivamente, el proceso cuadraba dentro de una compleja trama de políticas, no necesariamente concatenadas entre sí. Sin embargo, es concebible que algunas de las organizaciones afiliadas al NHS desarrollen enfoques particulares, como organizaciones que aprenden para mantener o aumentar su competitividad. Dentro de esta representación, es posible distinguir tres niveles de análisis (Sheaff, 2006)

El presente análisis se centra en el nivel 2, es decir, sobre cómo se produce el aprendizaje en las organizaciones del NHS. Mientras que el nivel 1 se enfoca en un análisis macro en cuanto a la re-estructuración, influencias externas (políticas gubernamentales), etc. De igual manera, el aprendizaje individual (nivel 3) se considera sólo como un corolario de las organizaciones del NHS (es decir, entidades de nivel 2) en la medida que se convierten en organizaciones de aprendizaje. El nivel 2 tiene, en organizaciones de cualquier tamaño, sus gradaciones internas.

El estudio está centrado, no en el concepto de "aprendizaje organizacional" (cuentas empíricas de cómo las organizaciones aprenden), sino en el concepto más estrecho de una organización de aprendizaje, como un modelo normativo de estructuras organizativas y procesos, cuyos elementos empíricos, pero no evaluativos, pueden estar basados en la evidencia.

Triple Aprendizaje

Revisando la teoría planteada por McElroy, en el NHS podemos identificar diferentes tipos de aprendizaje, (McElroy, 2002). "Aprendizaje de bucle sencillo" el cual implica una auditoría en la identificación de la brecha entre el rendimiento previsto, la medición del rendimiento y la implementación de medidas correctivas. En el "aprendizaje de doble bucle" las lecciones más amplias tienen que ver con el desempeño de la organización y se determinan por medio de auditorías y evaluaciones, tras lo cual, los ajustes son mayores en el ámbito de los objetivos y la dirección de la organización, con implicaciones para las estructuras organizativas y prácticas de trabajo (Sheaff, 2006). Hay una transferencia del aprendizaje de un ejemplo a otro, u otros. En tercer lugar se ubica el "aprender por aprender", que implica no sólo el contenido de las lecciones de la organización, sino el proceso mediante el cual se lleva a cabo el aprendizaje. Las organizaciones que a prenden deben lograr éste último tipo de aprendizaje o meta-aprendizaje, y no aspirar solamente a acumular lecciones individuales y doble bucle.

La investigación y el desarrollo conforman aspectos importantes para la cultura de aprendizaje. El éxito de la Gestión del Conocimiento puede aumentar su capacidad dinámica (Sheaff, 2006). La propiedad intelectual implica una ventaja comercial en sí misma, así como lo es la capacidad de negar tal conocimiento a los competidores, pero su uso principal es la utilización del conocimiento para alcanzar los objetivos operacionales y estratégicos de la organización.

Lo anterior señala solamente las principales condiciones para una organización de aprendizaje, destacando el papel que el enfoque de la organización que aprende podría desempeñar en el aumento de la calidad clínica y la eficiencia del NHS. Pero, ¿En qué medida la "modernización" del NHS tiende a crear cada una de las condiciones anteriormente señaladas para permitir que sus organizaciones afiliadas emerjan como organizaciones que aprenden?

La gestión de riesgos se ha convertido en un aspecto dominante de la filosofía de gestión del NHS. Para minimizar los riesgos clínicos y organizacionales, el NHS ha decidido convertirse en una "organización con memoria", minimizando los errores presentes y aprendiendo de los errores del pasado. Uno de los objetivos de la política de gestión clínica y, de una manera más formal, de la Gestión de Casos en la atención primaria (encarnado en la política de la matrona comunitaria) es facilitar la auditoría de los servicios, una práctica cada vez más habitual dentro de las organizaciones del NHS.

Desde 1998, el NHS ha estado muy interesado en la revisión de su propio departamento de políticas y asignación de recursos, el tercer componente de aprendizaje de triple circuito, para superar el problema de transformar la investigación en praxis y aprovecharla en la cotidianidad.

Sistemas de pensamiento abierto y actualización

A partir de 1988, el NHS ha promovido las políticas de investigación y desarrollo, la mejora de la experiencia del paciente, gestión de riesgos, deliberada desestabilización estructural, desarrollo personal y liderazgo.

En lo que respecta a las políticas de salud y gestión, las organizaciones del NHS, en algunos casos recomiendan la actualización de sus modelos, particularmente en lo concerniente a examinar, incluso adoptar, las prácticas de trabajo y modelos de atención (por ejemplo, los de Kaiser Permanente que han demostrado ser exitosos). Los vínculos entre las políticas de salud y los objetivos de gestión del NHS, en cuanto a tareas e imperativos, por un lado, y las agendas políticas nacionales por el otro, se han vuelto cada vez más relevantes.

El equipo de aprendizaje

La actividad clínica se desarrolla de acuerdo con su propia lógica autosostenible y en ella el único aprendizaje realmente garantizado proviene de requisitos unidisciplinarios, individualizados y defensivos en cuanto a la evaluación y supervisión clínica y la revalidación de los profesionales.

La gestión del NHS también se basa en flujos de informaciones verticales y descendientes, mientras que involucra a los médicos estrechamente en la gestión. Hay informes de que las enfermeras del NHS y los gestores siguen siendo respetuosos con, e incluso intimidados, por los consultores hospitalarios de alto nivel, y se sabe que existe una todavía muy arraigada cultura de que el conocimiento fluye de los médicos hacia las otras profesiones. En el ambiente médico, hay evidencia de que la "interferencia" de los gerentes se utiliza como un medio de "coerción blanda" entre la dirigencia clínica. Tales tendencias son la antítesis de lo que sería una organización que aprende que, como se explicó anteriormente, está destinada a ser no-defensiva, multidisciplinaria, y se caracteriza por el aprendizaje de equipo y no sólo el individual. (Sheaff, 2006)

Las mejoras en el servicio se han mantenido en la cima de la agenda política, definiendo sus objetivos gerenciales, los cuales se enfocan principalmente en términos de acceso a los servicios, en indicadores tales como tiempos de espera, y la capacidad de elegir entre gran variedad de proveedores. A partir del 2005, se añadió un nuevo enfoque en las metas financieras. En cuanto a los objetivos de las políticas, desde 1998 el NHS ha mantenido una visión cohesiva. Sin embargo, en sus estructuras organizativas priva la desorganización, mientras la frecuencia de sucesivas reformas estructurales se acelera. En tiempos recientes, las iniciativas particulares no lograron mantenerse, y el Comité de Salud de La Cámara de los Comunes, suele criticar la política hacia los Primary Care Trusts (PCT), tildándola de "inconsistente e improvisada." (Sheaff, 2006) Las reformas de 2006 redujeron el número de PCT de manera espectacular, favoreciendo las grandes autoridades sanitarias regionales, en detrimento de la Autoridad Sanitaria central Health Authority.

La puesta en marcha y la prestación de servicios están cada vez más separados, y otra tensión sistémica ha sido introducida deliberadamente: el fomento de la competencia entre los proveedores locales y los internacionales. En el Reino Unido, hay quienes opinan que una política de "libre competencia" sugiere que muchos profesionales locales de salud "no son de confianza y no proveen suficiente valor", por lo que son prescindibles. Entonces, aunque la creación de una condición (es decir, competencia) estimula el enfoque de la organización de aprendizaje, niega otra condición fundamental para que ésta se produzca (la confianza entre los profesionales y su gestión).

Otra falta de cohesión aparece en lo que respecta a los modelos de liderazgo. Durante los últimos años, en el NHS el "liderazgo" ha sido alentado por los políticos y funcionarios públicos. Potencialmente, este es otro factor que podría promover un enfoque hacia la organización que aprende, pero mucho depende de lo que los responsables políticos entiendan por "liderazgo" y lo que consideren como su "tipo ideal" de liderazgo.

Por ejemplo, el Banff Centre for Creative Leadership hace hincapié en el aprendizaje a través de la acción, utilizando el ciclo del aprendizaje experiencial de Kolb (experiencia concreta seguida de una reflexión, seguida de una conceptualización abstracta, seguida por la experimentación activa que lleva a una experiencia concreta nueva) (Sheaff, 2006). Este ciclo de aprendizaje capta la lógica y la dinámica de los rasgos culturales señalados por una organización que aprende. El líder de una organización de aprendizaje necesariamente manifiesta una mezcla de visión consistente y humildad personal.

Un modelo muy diferente es el tipo de "boot camp" desarrollado por Tichy en la Escuela de Negocios de la Universidad de Michigan University of Michigan Business School (Sheaff, 2006). En el cual, los aspirantes a líderes deben participar en enérgicos y exigentes cursos que los formarán como modelos a seguir para su fuerza de trabajo. Deben trabajar intensivamente y por largas horas en variedad de proyectos, y luego recibir críticas acerca de su desempeño. A veces, la praxis gerencial del NHS muestra un enfoque similar de liderazgo, con directores y ejecutivos principales, enfrentando objetivos estrictos con fuertes penalizaciones por no cumplirlas, reforzados por investigaciones y, en ocasiones, métodos punitivos.

Este énfasis en una fuerte y determinante toma de decisiones por parte del liderazgo de la organización se ha constituido en una marca cultural que promueve el carisma individual o incluso el autoritarismo. Existen pruebas de que este modelo es el preferido políticamente como vehículo para el sistema, por cuanto se tiende a creer que una sola mente puede hacer realidad los objetivos organizacionales, lo cual se contrapone a lo que indican los teóricos de la organización que aprende. (Dowling B, 2006)

Maximización de la competencia individual

Como se ha señalado, el aprendizaje en las profesiones clínicas ha tendido a ser unidisciplinario e individualizado, lo cual nace de una sólida competencia individual en lugar de una actitud no-defensiva, lo cual no es el tipo de aprendizaje que una organización de aprendizaje requiere. Sin embargo, incluso el aprendizaje individualizado ha tenido vicisitudes recientes en el NHS.

La primera "Revisión Wanless" supone que el NHS debería destinar 10% de sus recursos a la mejora de la calidad a través del aprendizaje (de todo tipo), lo cual es un aumento considerable, en comparación con el 2-5% que se destinaba en el 2002. Se ha convertido en un requisito estándar de todos los profesionales del NHS preparar e implementar un Programa Anual de Desarrollo Profesional annual Professional Development Programme (PDP, por sus siglas en ingles), y en muchas localidades, facilitadores clínicos han sido designados para asistir dicha actividad. El aprendizaje individual lleva tiempo y las actividades hospitalarias y gerenciales deben ser cubiertas por un suplente cuando se producen eventos de aprendizaje. En un sistema carente de dinero, es fácil que dicho aprendizaje sea eliminado en la próxima ronda ahorro exigida para equilibrar el presupuesto anual. (Sheaff, 2006)

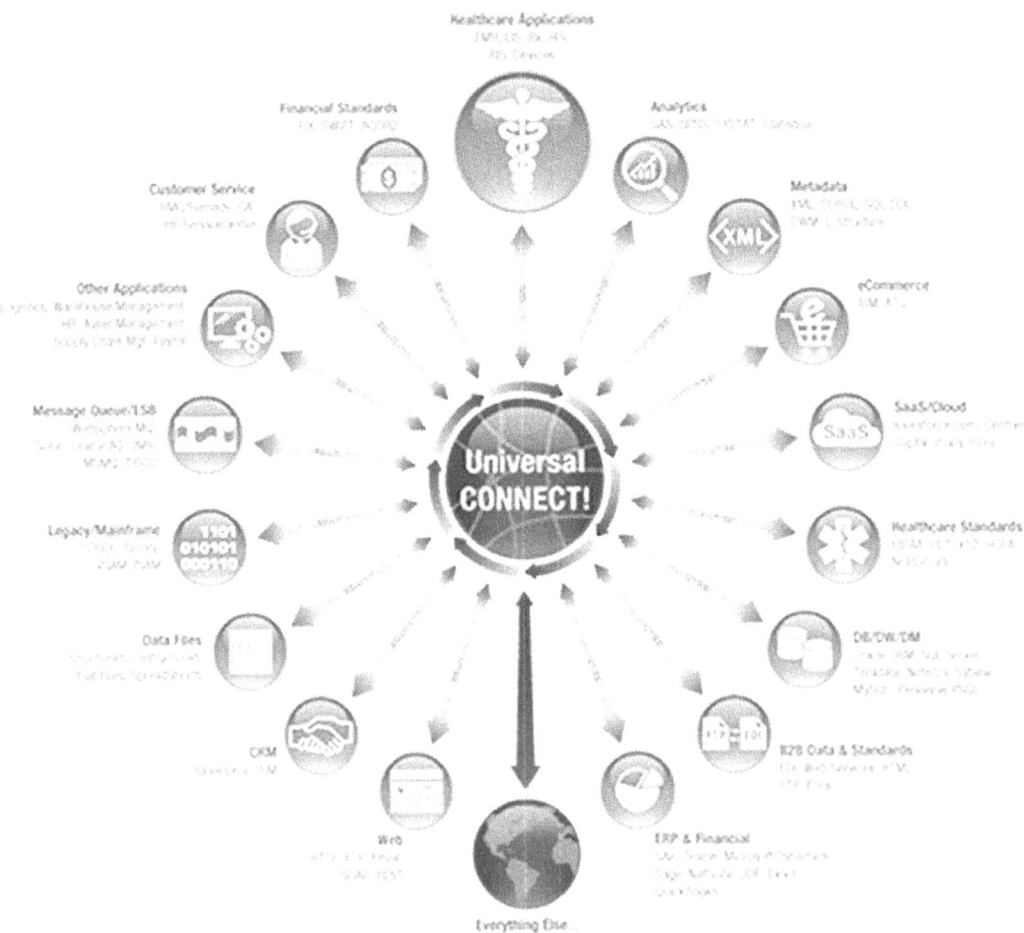

Figura 25: Concepto de Integración Universal en un sistema para redes de salud.
Fuente: http://www.healthcaredatamanagement.net/

MEJORES PRÁCTICAS GERENCIALES
DE KAISER PERMANENTE

1. Gerencia de la Calidad en KP

Proceso de Revisión de la Calidad

Kaiser Permanente ha desarrollado e implementado un proceso de revisión de la calidad basado en estándares de revisión, diseñado para evaluar la eficacia de la gestión de la calidad a través de la continuidad de la atención, incluyendo pero no limitado a servicios médico-clínicos, enfermería, farmacia y laboratorio. La máxima instancia en el proceso, corresponde a la organización denominada Asociación Médica de Directores de Revisión de Calidad - Directors' Quality Review (MDQR, por sus siglas en inglés).

KP capacita médicos y gerentes para que actúen como evaluadores del proceso, formando parte de la Federación Permanente y del equipo de evaluadores del Departamento de Calidad de la Atención y Servicio Health Plan/Hospitals Department of Care and Service Quality (DCSQ, por sus siglas en inglés) que monitorea los planes de salud, y sus clínicas y hospitales.

Los resultados de cada revisión se compilan en un informe que debe ser revisado y aprobado por el Quality and Health Improvement Committe (QHIC, por sus siglas en inglés) y en última instancia, por el Consejo de Administración del Kaiser Fundación Health Plan, Inc. (KFH / KFHP).

Las normas MDQR proporcionan un mecanismo para el establecimiento de las expectativas y aspiraciones organizacionales que a menudo exceden los estándares nacionales de regulación y acreditación. Las tablas de datos y gráficos que se utilizan para mostrar los resultados y las tendencias de rendimiento, señalan objetivos claves.

Estructura para la Gestión de la Calidad

La mayor instancia del comité de calidad es el The Kaiser Permanente Northwest Regional Operations Quality Group (ROQG, por sus siglas en inglés), el cual tiene la responsabilidad final de ejecutar y evaluar los servicios médicos, incluyendo su calidad, gestión de riesgos y actividades referentes a la Gestión de Utilización. El ROQG es a su vez un capítulo del RUMC y del Grupo de Estrategias de Integración Clínica (Clinical Strategies Integration Group (CSIG, por sus siglas en inglés), que supervisa las actividades de los comités de expertos clínicos, y controla las actividades de utilización dentro de Kaiser Permanente Northwest.

El Assistant Regional Medical Director (ARMD, por sus siglas en inglés), Gestión de la Calidad y Sistemas, trabaja en colaboración con el Vicepresidente de servicios médicos para proporcionar liderazgo y dirección a las actividades de Gestión de Utilización, al servir como patrocinador de los Comités Regionales de la Gestión de Utilización. Además, ambos integran la ROQG.

La ARMD, la Gestión de la Calidad y Sistemas, y el Vicepresidente de Prestación de Servicios Médicos, asignan la responsabilidad de revisión de la utilización a un Director Médico de la Gerencia de Utilización, quien trabaja conjuntamente con el Director de Gerencia de la Utilización. El Director Médico de la Gerencia de Utilización, quien también co-preside el Comité de la Dirección Regional de Utilización (RUMC, por sus siglas en inglés), supervisa los procesos de Revisión de Utilización, informa sobre el cumplimiento de las normas relativas a regulación y acreditación, y se encarga de que las mejores prácticas se compartan por toda la organización.

El RUMC instruye a los gerentes y médicos involucrados en la Revisión de Uso, aprueba las políticas y procedimientos, supervisa las políticas relativas a la Revisión de Uso y los procesos para garantizar el cumplimiento de las normas reglamentarias y de acreditación, inspecciona las actividades delegadas, y presenta los resultados a la ROQG. La RUMC también fiscaliza la Revisión de Alto Riesgo[13] y analiza los datos en el ámbito regional y por línea de productos para la detección de las tendencias que podrían indicar exceso, bajo, y/o el mal uso de los recursos relacionados con la atención de emergencias y servicios de atención continua.

El Director de Salud Mental y Medicina de la Adicción supervisa conjuntamente con el Jefe de Servicios de Salud Mental y el Jefe de Medicina de la Adicción, los procesos de Clasificación y Revisión de Uso y la aplicación de políticas de salud mental y los servicios de dependencia química.

Cada servicio o departamento, incluyendo los Servicios de Salud Mental, que realizan los procesos de Revisión de Uso, cuentan con un Asesor Médico designado, con experiencia en dicho servicio, que se encarga de supervisar los procesos de Revisión de Uso. El personal y los médicos encargados de llevar a cabo la Revisión de Uso, deben seguir las políticas y procedimientos relacionados con tales procesos. Los directores médicos de atención primaria y especializada son responsables de que tanto los médicos como el personal bajo su cargo cumplan con las políticas y procedimientos establecidos. A los Vicepresidentes de los Servicios Médicos les concierne que el personal de cada departamento bajo su jurisdicción, cumpla con las normativas procedimentales instituidas.

Los gerentes y supervisores de cada servicio son responsables por la supervisión continua de los procesos dentro de su área a fin de garantizar el cumplimiento de las normas y reglamentos. Directores de Departamentos y el RUMC deben velar por el cumplimiento permanente de las normas. En caso contrario, los Jefes de Departamento presentarán un Plan de Mejora de la Calidad. El cual será monitoreado por el RUMC, quien a su vez reportará de los progresos al ROQG.

Los servicios de Diagnóstico por Imágenes, Laboratorio y Farmacia también efectuarán esfuerzos anuales destinados a la mejora de los procesos relativos a la Gerencia de Uso y a sus respectivos servicios y productos; los cuales se desarrollan bajo la dirección de los jefes de servicio e involucran y comprometen al Permanente Medical Group. Dichos esfuerzos, suelen ser el resultado de directrices destinadas a ordenar pruebas y productos farmacéuticos y también puede incluir información médica sobre sus prácticas comparativas relacionadas con la administración de órdenes y pedidos, (incluyendo comparaciones mercadotécnicas). Estos servicios reportan los resultados de los Proyectos de Utilización a las ROQG.

---

13   Revisión de Alto Riesgo / Review Of High-Risk: Servicios de alto costo efectuados para garantizar que los servicios más efectivos sean identificados, coordinados, implementados y evaluados en forma continua.

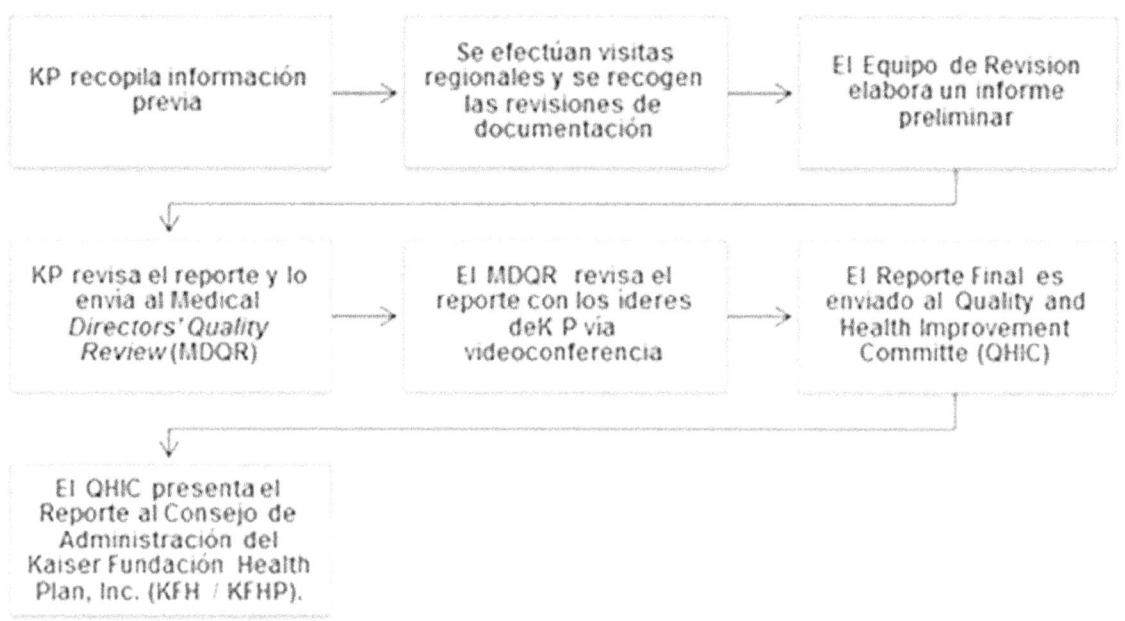

Ilustración 26: El Proceso de Revisión de la Calidad
Fuente: (Kaiser Permanente, 2011)

Las Áreas de Atención Primaria y la Gerencia de especialidades de Kaiser Permanente que supervisan los ROQG, se efectúan en colaboración con el Director de Operaciones Médicas y el Jefe de Servicios, responsables de inspeccionar e intervenir en caso de hallar indicativos de menor, mayor o mal uso de los recursos en sus respectivas poblaciones y / o servicios.

2. Gerencia de Procesos en KP

La organización presta una atención integral en salud que ofrece entre sus servicios la coordinación de atención médica primaria y especializada, incluyendo: atención ambulatoria, asistencia de emergencia, servicios ambulatorios hospitalarios, atención farmacéutica, servicios de salud mental (incluido el tratamiento de dependencias químicas), servicios auxiliares (laboratorio, radiología, etc.), y servicios de atención continua (incluida enfermería especializada en atención en el hogar, cuidados paliativos y centros de cuidado especializado en gerontología).

Varias estrategias se emplean para administrar los recursos con los que cuentan a fin de garantizar la idoneidad médica, la relación costo-efectividad de la asistencia proporcionada a los afiliados mediante su Plan de Salud. La base principal de las decisiones concernientes a la atención a los pacientes es fundamentada por su médico, con base a su juicio clínico independiente y a su propia capacidad de toma de decisiones. Sin embargo, cuentan con los siguientes servicios de soporte:

El objetivo de KP es proveer adecuadamente atención médica a sus afiliados a través del uso racional de los recursos disponibles mediante la aplicación de un enfoque organizado y eficaz para identificar y minimizar los excesos, las deficiencias y el mal uso de los mismos. Estrategias secundarias para evaluar y manejar de manera óptima los recursos de salud dedicados a poblaciones de alto riesgo, de alto volumen y alto costo están dirigidas a obtener mejoras en los sistemas de atención por equipos de expertos, médicos y personal.

Ejemplos de este enfoque de equipo incluyen, pero no se limitan a, la labor del Comité de Enfermedades Cardiovasculares Cardiovascular Disease Steering Committee, el Comité de Gestión Regional de Utilización the Regional Utilization Management Committee (RUMC por sus siglas en inglés), el Comité Directivo de la Diabetes Mellitus the Diabetes Mellitus Steering Committee, el Comité Directivo del asma / EPOC the Asthma/COPD Steering Committee, y el Comité de Terapéutica the Formulary & Therapeutics Committee, El Comité Para el Tratamiento del Dolor Crónico the Chronic Pain Steering Committee, el Comité Regional de Nuevas Tecnologías the Regional New Technology Committee y el Comité de Dirección de Prevención the Prevention Steering Committee.

Los miembros de cada uno de estos comités son expertos en sus respectivos campos, quienes rutinariamente analizan la data recolectada para detectar el uso que se le ha dado a los recursos de acuerdo con las diferentes áreas de responsabilidad, incluidas la atención primaria, servicios especializados, atención hospitalaria, y servicios de atención continuos. Los miembros del Comité educan a otros médicos y al personal de la organización y supervisan la aplicación de mejoras en las estrategias de gestión específicas de cada área y en los sistemas de atención para los afiliados.

Las oficinas regionales del Comité de Gestión de Utilización (The Regional Utilization Management Committee RUMC, por sus siglas en ingles) monitorean y analizan la utilización de los servicios estableciendo políticas que fomenten el uso más apropiado de los recursos. La RUMC supervisa aquellos servicios de alto riesgo y alto costo, para garantizar que la atención sea eficaz, y que los servicios se identifiquen, coordinen, implementen y evalúen en forma continua.

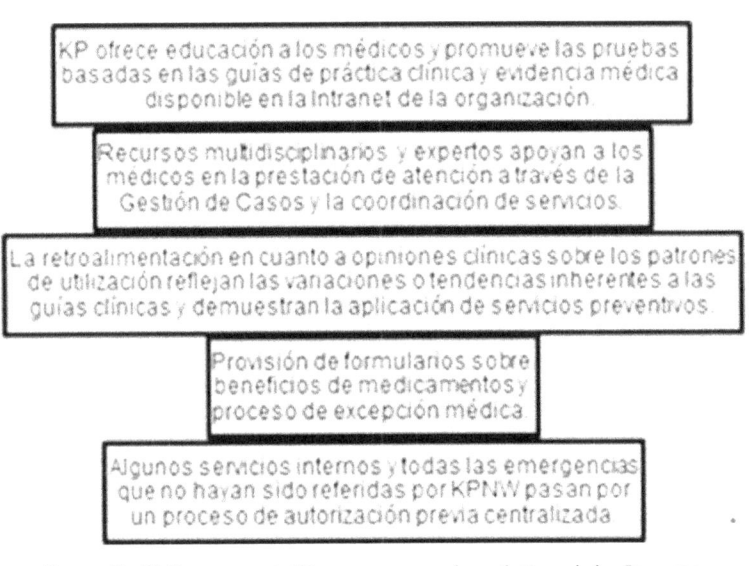

Ilustración 27: Programas de KP para asegurar el uso óptimo de los Recursos
Fuente: (KP, 2012)

Mejora de la eficiencia

Las innovaciones también se centran en mejorar la eficiencia de las operaciones y la rentabilidad de la atención. Por ejemplo, el tamaño de Kaiser Permanente y su estructura integrada (casi todos los miembros de su plan de salud utilizan sus farmacias) permitió a la región Norte de California ofrecer garantías de compra a proveedores de productos farmacéuticos genéricos manteniendo bajos los precios. A los médicos se les anima a seguir directrices clínicas, desarrolladas por expertos y farmacéuticos clínicos, para prescribir equivalentes genéricos a los medicamentos de marca cuando sea apropiado. Esta estrategia permitió un ahorro anual de más de $150 millones en el 2005, debido al uso de genéricos reductores del colesterol, por ejemplo, en comparación con los patrones de prescripción que utiliza la comunidad en general. (McCarthy D. , 2009)

3. Gerencia de la Utilización

Revisión de Utilización - Utilization Review

El Programa de Gestión de la Utilización fue un esfuerzo diseñado para monitorear, evaluar y orientar la toma de decisiones sobre el costo y la calidad de los servicios de salud prestados a todos los miembros y afiliados de Kaiser Permanente.

Un objetivo primordial del Programa de Gestión de Utilización es promover prácticas colaborativas entre las disciplinas para asegurar la continuidad de la atención, identificar su potencialidad, evaluar la calidad del servicio y los problemas de seguridad que afectan a los pacientes, e integrar las actividades de mensajería unificada en el Programa de Gestión de la Calidad. Se vincula con el Programa Regional de Calidad, y las gerencias de casos y de enfermedad, el Programa Regional de Farmacia, y el programa de Salud Mental / Adicciones. (KP, 2012)

Para apoyar el Programa de Gerencia de Uso, Kaiser Permanente ha establecido tres comités:

El Comité de Gestión Regional de Utilización (The Regional Utilization Management Committee, RUMC por sus siglas en ingles) el cual supervisa la aplicación y determina la eficacia del programa. Reporta al ROQG. Los RUMC, están integrados por médicos de cada Área de Servicio (SA), los líderes de los principales Servicios Especializados (salud mental, Gerencia de Utilización, y cuidado a largo plazo), así como los principales líderes no-médicos en las áreas de Gerencia de la Utilización, referencias comunitarias, servicios analíticos y mano de obra.

Subcomité de Políticas de la Gerencia de Uso (*The Utilization Management Policy Subcommittee*, UMPS por sus siglas en ingles), es el recurso fundamental de la RUMC para definir criterios unificados relativos a la toma de decisiones, y políticas vinculadas con los servicios médicos. Actúan bajo la autoridad y aprobación del Utilización Regional Utilization Management Committee (RUMC, por sus siglas en inglés), y en última instancia del ROQG, el cual es la instancia encargada de velar y establecer las mejoras de calidad en los procesos.

Comites de Utilización por área de servicio para la Gerencia de Uso (*Service Area* based utilization management SAUMC, por sus siglas en ingles). Son los responsables de vigilar y actuar cuando se detecte una baja, alta o mala utilización de los recursos asignados para sus respectivas poblaciones y/o servicios. Los SAUMC ayudan a los RUMC aportando observaciones sobre las normas de gestión de utilización para la revisión específica, criterios de necesidades médicas, informes de evaluación de desempeño, y variaciones en las prestaciones del servicio.

El UMPS monitorea las revisiones de uso, programas de mensajería, requisitos para la gestión de la documentación y la data, la puntualidad, pertinencia de las comunicaciones y los estándares de fiabilidad. Además, trabaja concatenadamente con cada una de las áreas y departamentos especializados de KP, generando y coordinando programas de calidad y mejoramiento y evaluando tendencias y patrones en cuanto al uso que se da a los recursos. De ser necesario aplican correctivos en la áreas que así lo requieran.

Los parámetros en el establecimiento de prioridades para las actividades de gestión de utilización, incluyen servicios de alto costo, de alto volumen, y de alto riesgo, sistemas de atención y/o poblaciones beneficiadas, y variaciones en los estándares de referencia internos o externos, tales como Interqual, lo que indicaría el menor, mayor, o mal uso de los recursos en cada reglón, de acuerdo con sus respectivas poblaciones y/o servicios.

Dichos procesos proporcionan soporte a los RUMC a través de la generación de un enfoque estandarizado para la evaluación y la autorización de las solicitudes de servicios específicos, lo cual conforma un recurso primario para recomendar la toma de decisiones sobre la Gerencia de Uso y el establecimiento de criterios relacionados con las políticas clínicas y de servicio. Los UMPS trabajan con los servicios clínicos para desarrollar y evaluar la Gestión de la Utilización. Este comité es responsable de supervisar las actividades relacionadas con la Revisión de Utilización y verificar que se cumpla la reglamentación sobre: procesos de apelaciones, documentación, puntualidad en la comunicación, y estándares de confiabilidad.

El Comité Interregional de las Nuevas Tecnologías

El programa nacional de Kaiser Permanente, supervisado por el Comité Interregional de las Nuevas Tecnologías, Interregional New Technologies Committee (INTC, por sus siglas en inglés), evalúa las nuevas tecnologías, incluyendo los procedimientos médicos y el comportamiento, productos farmacéuticos y dispositivos. El INTC analiza los problemas que surgen en todas las áreas de la tecnología médica y evalúa su idoneidad basada en la seguridad demostrada, su eficacia y utilidad comparativa. El proceso incluye la revisión de la información en los organismos oficiales de control pertinentes, la literatura científica publicada y la participación de los profesionales adecuados.

Las recomendaciones del INTC se revisan en el ámbito local por el Comité Regional para determinar sus beneficios y luego pasan al Comité Regional de Nuevas Tecnologías (Regional New Technology Committee, RNTC por sus siglas en inglés) para considerar sus aplicaciones e implementación clínica. El

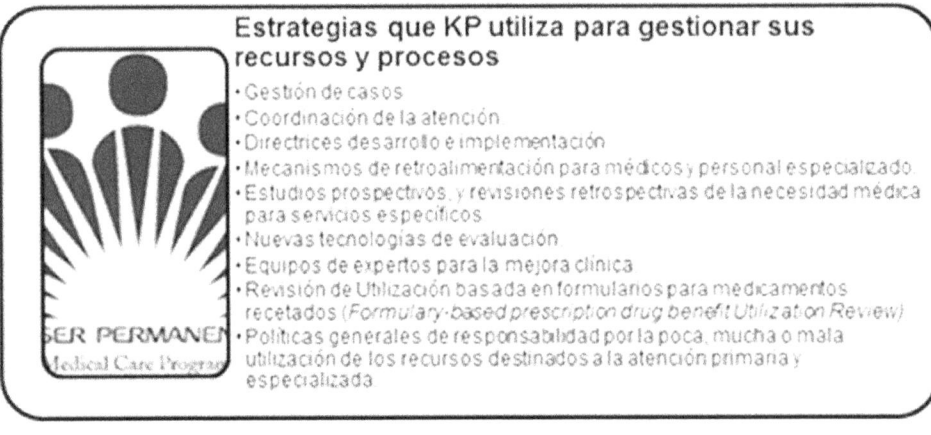

Estrategias que KP utiliza para gestionar sus recursos y procesos
- Gestión de casos
- Coordinación de la atención
- Directrices desarrollo e implementación
- Mecanismos de retroalimentación para médicos y personal especializado
- Estudios prospectivos, y revisiones retrospectivas de la necesidad médica para servicios específicos
- Nuevas tecnologías de evaluación
- Equipos de expertos para la mejora clínica
- Revisión de Utilización basada en formularios para medicamentos recetados (*Formulary-based prescription drug benefit Utilization Review*)
- Políticas generales de responsabilidad por la poca, mucha o mala utilización de los recursos destinados a la atención primaria y especializada

RNTC lleva un registro documental de las nuevas tecnologías y supervisa su uso mediante un formato de investigación para evaluar su seguridad y eficacia, y además desarrollar directrices de práctica.

Kaiser Permanente delega la Gerencia de Uso en un servicio de atención fuera de la red (prestado por una organización aliada[14], como proveedor externo), bajo modalidad electiva, Health International (HI, por sus siglas en inglés). El plan de salud también delega la Gerencia de Uso de los servicios quiroprácticos de sus afiliados en el Plan de Salud de Washington Washington Health Plan a planes de salud complementarios. Tanto HI, como los planes de salud complementarios están obligados por contrato a cumplir todos los requisitos de la Gestión de Utilización establecidos por cada Estado, lo cual es seguido de cerca por el Comité de Gestión Regional de Utilización Regional Utilization Management Committee (RUMC, por sus siglas en inglés).

Algunos servicios requieren de Autorización previa, la cual depende de las revisiones efectuadas en cuanto a las necesidades médicas (Review For Medical Necessity). Los servicios de emergencia no necesitan autorización previa. Las revisiones de uso que den lugar a denegación de servicios están sujetas a procesos de quejas y apelaciones, que pueden incluir revisiones externas independientes.

Procedimientos para la Revisión de la Utilización en KP

Cada servicio que realiza la Revisión de la Utilización tiene un departamento de políticas específicas cuyos procedimientos se revisan anualmente

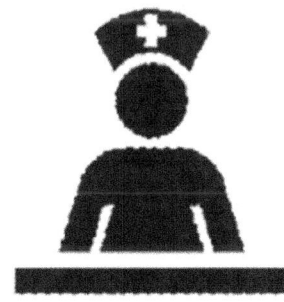

a. Políticas y procedimientos incluyen criterios disponibles para todos los médicos y el personal a través de la página web de Gestión de Utilización Interna, tales como:

- Desarrollo de criterios sobre la base de la evidencia científica.
- Consenso de los expertos médicos, o requisitos de los organismos reguladores (con el aporte y la aprobación de expertos médicos practicantes).
- Revisión y actualización anual de los criterios por parte del personal médico o comités de expertos en el servicio de referencia

b. Aplicación de criterios.

- Evaluación de la confiabilidad
- Tiempos de respuesta que sean coherentes con la urgencia clínica y todos los requisitos reglamentarios y de acreditación para procesar y responder a las solicitudes de autorización previa, revisión concurrente, o la revisión post-servicio. Las normas para las solicitudes de los siguientes

➤ Pre-servicio (No urgentes): dos (2) días hábiles
➤ Solicitudes urgentes: dos (2) días hábiles contados desde su recepción o 72 horas, lo que sea más corto
➤ Solicitudes concurrentes: se ejecutarán en un plazo de 24 horas a partir de la recepción de la solicitud
➤ Post-servicio: las solicitudes se responden en el plazo de 30 días siguientes a la recepción de la misma. La información clínica que se utilizó para determinar la aplicación del servicio es revisada. Cuando sea necesario se consulta con un médico certificado en el área de especialidad, o con el médico de referencia.

---

14   Kaiser Permanente, establece alianzas en varias de sus regiones a objeto de mantener servicios de Gestión en áreas específicas que ofrecen alto valor añadido complementando su núcleo de servicios prepago HMO. Por ejemplo, en la Región del Sur de California se ha establecido una alianza con Pacific Mutual, la mayor compañía de seguros de salud en el área, que trabajará a través de su filial de seguros de salud, el Grupo PM Life Insurance Company.

Procesos de evaluación

La Utilización en la toma de decisiones se basa únicamente en la adecuación de la atención y los servicios, y la existencia de la cobertura. No existen estímulos específicos para la expedición de la negación, y no se ofrecen incentivos para fomentar la infrautilización. Los médicos que atienden a los afiliados, el personal que gerencia la utilización, y todos los involucrados en los procesos de Revisión de Utilización son compensados con un salario o por horas, sin ningún aliciente hacia la evaluación final que produzca el proceso.

La descripción por escrito del Programa de Gerencia de Uso es evaluada, revisada, y presentada para su aprobación anualmente a Kaiser Permanente por el Operations Quality Group (ROQG, por sus siglas en ingles). Las políticas, procedimientos y criterios para la utilización de los procesos se revisan anualmente, actualizándose cuando sea necesario. Los niveles de satisfacción de los afiliados y de los médicos con respecto a la Gerencia de Uso se evalúan anualmente.

La alta dirección del ROQG también revisa los planes de trabajo desarrollados anualmente por los Comités de Utilización, los Comités Clínicos y las tres áreas de servicio. El trabajo del Comité incluye identificar las iniciativas regionales y efectuar recomendaciones para recoger, y diseminar las mejores prácticas.

Procesos de Revisión de Utilización

La tecnología debe utilizarse para el área médica donde sea más apropiada. No siempre los tratamientos más costosos son los más eficientes, aunque envuelvan incentivos económicos. La idea es brindar a los pacientes lo que ellos necesitan no lo que no necesitan sólo por vender un servicio. Los resultados deben medirse. Por ejm. llevamos registros de los implantes de cadera realizados y podemos establecer la rata de fallos de ciertos instrumentos después de su aplicación, así detectamos las marcas que resultan mejores a largo plazo y dejamos de utilizar las que no lo son. Eso no encarece el servicio ni nos cuesta más a nosotros, pero sí brinda al paciente un mejor resultado. (Ross, 2011)

Uno de los objetivos del programa de utilización de Kaiser Permanente es asegurar que sus miembros tengan acceso equitativo a la atención médica adecuada a través de su sistema. Para vigilar el cumplimiento coherente de ese objetivo y cumplir con las normativas y estándares de acreditación, la organización ha desarrollado políticas, procedimientos y programas de monitoreo para todos los procesos formales de Revisión de Utilización.

KP Gerencia de Casos

La Gestión de Casos se ha definido como:

El proceso de planificar, gestionar y revisar la atención de un individuo. Su objetivo general es desarrollar formas rentables y eficientes para coordinar los servicios con el fin de mejorar la calidad de vida de los pacientes. (Hutt, 2004, pág. 1)

Existen diferentes modelos de Gestión de Casos para atender enfermos crónicos. Sin embargo, el principio general consiste en asignar a cada uno un "Gestor de Casos" que evalúe sus necesidades, desarrolle un plan de atención, coordine la atención médica adecuada, fiscalice la calidad del servicio y se mantenga en contacto con él y su familia. Los elementos individuales del modelo de Gestión de Casos son los siguientes:

- Gestión de Casos. Identificación de los usuarios de muy alta intensidad (VHIU) que requieren atención secundaria no planificada y la prestación posterior de cuidados intensivos, adaptado al 3 a 5% de las personas con mayor riesgo de ingresos hospitalarios.

- Gerencia de la Enfermedad. Proporciona a los pacientes que sufren de una o varias enfermedades, servicios prestados por equipos multidisciplinarios especializados y protocolos específicos para tratar cada enfermedad.

- Soporte para auto-cuidado. Apoya la autogestión del 70%-80% de las personas con enfermedades crónicas cuyos síntomas son bastante estables. Colabora con los pacientes y sus cuidadores para desarrollar los conocimientos, habilidades y confianza para cuidar de sí mismos y tratar su enfermedad con eficacia.

KP Gestión de Enfermedades

El Modelo integrado de Kaiser Permanente se centra, no sólo en la atención médica que un paciente puede necesitar en un momento dado, sino también en las interacciones de quienes integran la organización, a través del tiempo y la continuidad de dicha atención, en las clínicas, hospitales, hogares, en cuidados paliativos o extendidos.

El enfoque de KP, es atender activamente a los afiliados antes que se enfermen, en vez de actuar reactivamente y cuando ya están enfermos internarlos en un hospital. La visión de nuestra Organización

Pre-servicio	Plan de atención médica y hospitalaria en general, en el caso de una disputa con la admisión de algún paciente, el médico tratante determina la necesidad médica. Los procesos, incluyen:	• Centros de enfermería especializada • Hospicios y Cuidados de la Salud en el hogar • Servicios de Salud Mental • Equipos médicos de larga duración • Formularios farmacéuticos • Referencias para atención exterior • Servicios rutinarios para el cuidado de los pies • Cirugía bariátrica • MRI abierto • Transporte médico electivo (No urgente) • Cirugía Plástica, incluidas reducción de mamas, revisión de cicatrices y Paniculectomía • Acupuntura, quiropráctica, masajes y naturopatía • Servicios ambulatorios de Medicina de la Adicción • Bypass Gástrico • Cirugía ortognática (Orthognathic Surgery)
Concurrente	Plan de atención médica y hospitalaria en general, en el caso de una disputa con la admisión de algún paciente, el médico tratante determina la necesidad médica. Los procesos, incluyen:	• Salud mental • Centros de enfermería especializada • Hospicios y Cuidados de la Salud en el hogar • Equipos médicos de larga duración • Servicios ambulatorios de salud mental

Tabla 7: Procesos de Revisión de Utilización
Fuente: Propia, a partir de (KP, 2012)

está centrada en la prevención y en el bienestar de los afiliados, más que simplemente tratar sus enfermedades; y reconozco que lo hemos logrado. No puedo decir lo mismo del sistema norteamericano en general, para ellos significaría cambiar la manera como hacen las cosas. (Ross, 2011)

Las necesidades de atención preventiva a los pacientes son constantemente monitoreadas, permitiendo la programación de servicios cuando sean necesarios (mamografías, por ejemplo). Los auxiliares médicos reciben retroalimentación que los obliga a hacer seguimiento a los pacientes cuyas necesidades de atención preventiva no se abordaron durante las consultas en las clínicas. Como resultado de estos esfuerzos, calculados en alcance y cobertura, el plan contra el cáncer de mama arrojó una tasa de detección en 2007 del 79% (edades de 40 a 69 años) con cobertura privada y de 86% entre miembros de Medicare; en comparación con las tasas nacionales de 69 y 67%, respectivamente. (McCarthy D. , 2009)

Las regiones son evaluadas sobre cómo sus afiliados se vinculan con sus médicos de atención primaria y a las "unidades responsables" (módulos u equipos de proveedores) los cuales se encargan de coordinar y garantizar la continuidad de la atención. Esta perspectiva integral y personalizada contribuye a la lealtad de sus miembros, que en California mantienen en promedio sus planes por 14 años, en comparación con 4 años para los competidores.

Enfoque hacia la educación del paciente: Para lo cual se provee información y materiales relacionados en el sitio web (constantemente actualizado), y durante la estadía en el hospital

- Rediseño constante de los procesos de Gestión de acuerdo con las variaciones de las necesidades poblacionales
- Desarrollo de pautas formales para cuidados integrados
- La reducción de referencias inapropiadas a los servicios

Planificación y desarrollo de la fuerza de trabajo

- Clarificación de roles y responsabilidades entre la atención primaria y secundaria
- Desarrollo de líderes clínicos

Sistemas de información clínica

- La utilización de la "estratificación de riesgo" para asegurar la provisión adecuada para los diferentes niveles de riesgo dentro de la población

Gestión del conocimiento

- El uso de base de datos de pruebas clínicas
- Establecimiento de asociaciones entre organizaciones de salud y la comunidad
- Desarrollo de asociaciones entre médicos y gerentes

Ilustración 37: Actividades Potenciadas por KP para la Gestión de Casos
Fuente: Propia

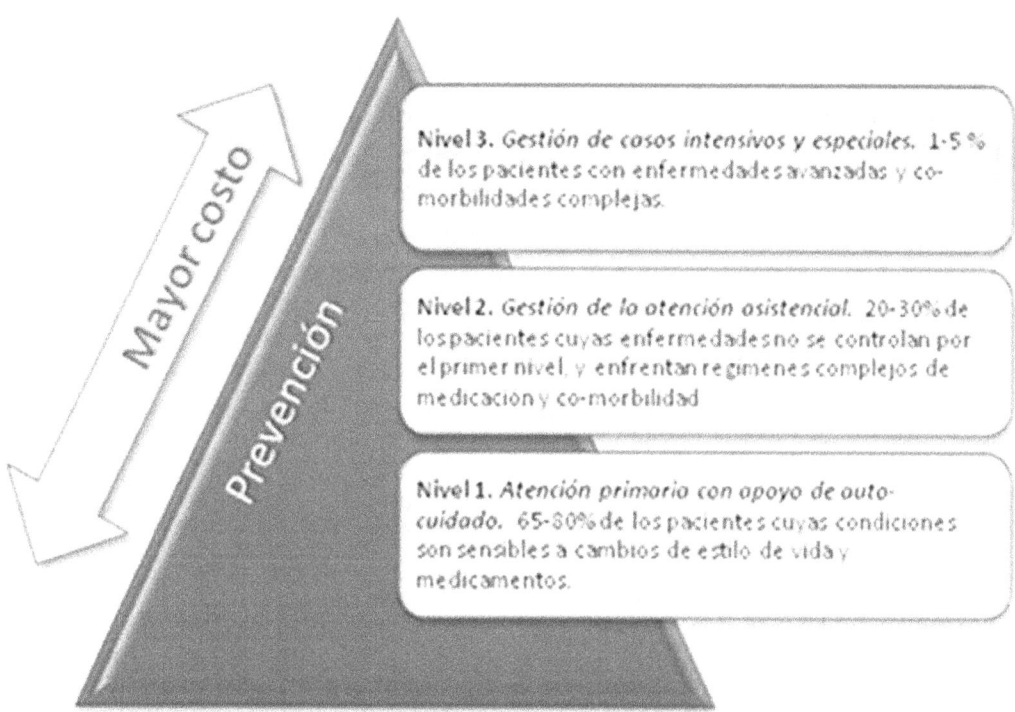

Ilustración 30: Niveles de Atención
Fuente: Propia basada en Información de (Kaiser Permanente, 2012)

Mejora en la salud de la población

La región del Norte de California utiliza una estrategia de gestión basada en la prevención de enfermedades crónicas. Su filosofía proviene de la idea de que un sistema de atención primaria fuerte, es la forma más eficiente para interactuar con la mayoría de los pacientes, sin obviar el hecho de que algunos necesitan más apoyo y atención especializada para alcanzar sus objetivos de salud.

Un ejemplo de ésto, es el tratamiento para mujeres post menopáusicas, a quienes realizamos continuos despistajes de osteoporosis y les suministramos fármacos especiales para preservar la densidad ósea, y evitar el desarrollo de osteoporosis o fracturas de cadera. (Ross, 2011)

Los afiliados a Kaiser Permanente con riesgos de padecimientos crónicos son identificados automáticamente por medio de protocolos explícitos en los sistemas de información que incluyen información clínica y administrativa proveniente de la farmacia, laboratorio, consulta externa, citas y sistemas de alta hospitalaria. A dichos pacientes se les estratifica en tres categorías generales, de acuerdo con el nivel de atención que requieren: bajo, moderado y alto. Lo cual permite proporcionar una atención personalizada, optimizando los factores positivos para la salud y previniendo el desarrollo de la enfermedad.

- **Riesgo bajo o moderado:** condición médica crónica relativamente bien controlada, sin complicaciones graves. Algunos pacientes pueden presentar complicaciones leves o co-morbilidades factibles de gestionarse a través del auto-cuidado y la educación. Los pacientes son atendidos por sus médicos personales, contando con atención especializada cuando sea necesario. Participan en programas educativos y servicios de prevención y monitoreo, diseñados para permitirles la adquisición de habilidades enfocadas hacia su cuidado personal y la generación de cambios en su estilo de vida.

- **Alto riesgo:** pacientes cuyos problemas médicos son complejos y requieren atención altamente especializada, incluyendo aquellos que han sido hospitalizados o han requerido atención de emergencia recientemente, quienes son supervisados por un Gerente de Caso Clínico y un Especialista, que actuarán como sus médicos de atención primaria, asumiendo su entero cuidado.

El nivel 1, hace hincapié en el enfoque de equipo proactivo que preserva el tiempo del médico para consultas cara a cara, mediante el aumento de las funciones del personal auxiliar (auxiliares médicos, enfermeras y farmacéuticos) quienes se encargan de atender a los pacientes entre citas médicas. Para ello, utilizan una base de datos poblacional y herramientas de apoyo a decisiones integradas en sus registros electrónicos de salud para rastrear pacientes con condiciones crónicas como diabetes o enfermedades del corazón, desarrollar planes de acción para involucrarlos en el cuidado de sí mismos, asegurándose que están tomando los medicamentos apropiados, y recordándoles que deben recibir atención preventiva y efectuar las pruebas requeridas en el momento oportuno. (Ross, 2011)

Gerencia de Enfermedades Crónicas

En la actualidad se estima que alrededor de 125 millones de estadounidenses sufren de enfermedades crónicas; la mitad de los cuales presentan dos o más dolencias. Aunque éstas afectan a todos los grupos de edad, son más comunes entre los ancianos. (Centers for Disease Control and Prevention (CDC)., 2012)

 Al cuidado de este tipo de enfermedades se destina casi 75% del total de gastos de atención de salud cada año. (Centers for Disease Control and Prevention (CDC)., 2012) En EEUU la mitad de los gastos sanitarios se destinan a sólo 5 enfermedades: hipertensión, enfermedad cardíaca, diabetes, asma y trastornos en el estado de ánimo.

Ante el envejecimiento poblacional, el aumento en los costos del servicio médico y el incremento de las enfermedades crónicas, se hace claro que el sistema de salud actual, orientado hacia la curación y la atención de emergencias o cuidados intensivos, es inadecuado para enfrentar el flagelo que representan las enfermedades crónicas, donde la prevención y no la curación, es el objetivo principal.

La Gerencia de la Enfermedad, ha surgido como respuesta a la carga económica y social que representa el cuidado de enfermedades crónicas, y la necesidad de mejorar la calidad de la atención al creciente número de personas que las padecen. Hasta los momentos, existen dos tipos básicos de programas de Gestión de Enfermedades: aquellos basados en la atención primaria integrada dentro de una organización de atención administrada, como el de Kaiser Permanente, y los proveedores comerciales a quienes empleadores y planes de salud pueden externalizar la Gerencia de Enfermedades. El primero ha sido bien aceptado por la comunidad médica como un importante avance en el cuidado de enfermedades crónicas. (Kaiser Permanente está entre los pioneros en este tipo de enfoques basados en un nuevo paradigma).

El Programa para la Gerencia de Condiciones Crónicas a corto plazo (2 a 4 meses), establecido por Kaiser Permanente, mediante el cual el Gerente de Caso ayuda al paciente a administrar y manejar sus condiciones de salud, enfatiza el mantenimiento de su calidad de vida, y establece los medios para que los especialistas de atención primaria reciban apoyo en forma de registros electrónicos (para la

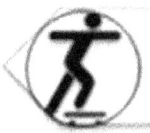
Reducción del tabaquismo en adultos de 12,2 al 9,2% entre sus afiliados (entre 2002-2005), más del doble que en el resto de la población de California en su conjunto

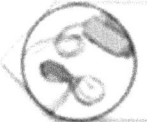
Se ha duplicado el control de la presión arterial entre pacientes con hipertensión, del 36% en el 2001 a 77% en el 2008

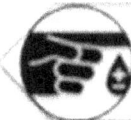
El control de los niveles de glucosa en la sangre entre diabéticos (hemoglobina A1c <9%), mejoró de 66 a 73%. El control del colesterol (LDL-C <100) mejoró de 50 a 63% (2005-2008).

las tasas de hospitalización (edad/sexo) disminuyeron 30% en cuanto a enfermedades coronarias, 56% para infarto de miocardio (ataque cardíaco), y 20% para embolias (2002-2007)

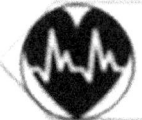
La tasa de mortalidad por enfermedades del corazón, disminuyó 26%, (1995 - 2004). A partir del 2004, bajó 30%.

Ilustración 31: Cifras, Gerencia de Enfermedades Cardiacas KP
Fuente: (McCarthy D. , 2009)

diabetes por ejemplo), directrices basadas en evidencia, al tiempo que proporciona a los pacientes herramientas para la auto-gestión, haciendo uso de sistemas de información sofisticados, y centrándose en su educación. Cuando el paciente acude a consulta, cuenta con un equipo de expertos que se ocupan de su caso.

KP cuenta con sistemas especializados para gestionar y coordinar el cuidado de enfermedades como el SIDA, asma, diabetes, cáncer o insuficiencia cardíaca. También hace frente a las necesidades de prevención de poblaciones específicas, como mujeres embarazadas y ancianos.

Los indicadores de diagnóstico de cada paciente son almacenados y procesados por el sistema de información; entre ellos, factores desencadenantes en la utilización de servicios, como cambios en los volúmenes de visitas a la sala de emergencia o tendencias en el uso farmacéutico. Datos compilados a partir de fuentes y puntos de servicio, tales como registros de enfermedades, registros de farmacia, hospitalización, visitas ambulatorias y pruebas de laboratorio.

Tratamiento de pacientes con enfermedades crónicas

El médico se reúne semanalmente con su personal y revisa una lista generada por computadora de 10 a 20 pacientes que no estén logrando los objetivos del tratamiento. Seguidamente gira instrucciones específicas para el tratamiento de cada uno, tales como el aumento de las dosis de medicamentos o nuevas pruebas a efectuar. El asistente médico o enfermera, contacta al paciente y le transmite dichas instrucciones, llevando un registro riguroso que le permita posteriormente hacer seguimiento de dichos contactos.

En el segundo nivel, los gerentes de atención (enfermeras especialmente capacitadas, trabajadores sociales, clínicos o farmacéuticos) apoyan al equipo de atención primaria para ayudar a los pacientes a controlar su enfermedad. Las intervenciones pueden incluir: educación para facilitar el auto-cuidado, la titulación de los medicamentos de acuerdo con protocolos específicos, y referencias a sesiones educativas (para dejar de fumar, o procurarse una alimentación balanceada, por ejemplo). El objetivo es llevar a los pacientes nuevamente al nivel 1.

Transiciones exitosas requieren que los equipos de atención primaria den seguimiento a los pacientes para evitar recaídas. Los Gestores de Atención pueden formar parte del equipo de atención primaria de la localidad o ubicarse en centros médicos, dependiendo de los recursos locales con los que se cuente.

Un ejemplo de gerencia intensiva de casos (tercer nivel) es el programa de rehabilitación cardíaca llamado Multifit para los pacientes con enfermedad cardíaca avanzada, como los que se recuperan de un ataque o cirugía de corazón. En tales casos, los Gerentes de Casos les ofrecen educación telefónica y soporte para ayudarles a efectuar cambios en sus estilos de vida y reducir el riesgo de eventos cardiacos en el futuro. Con la ayuda de registros electrónicos, se administran los medicamentos cardíacos mediante un servicio telefónico a cargo de farmaceutas, y se lleva a cabo seguimiento permanente hasta que los pacientes logren los objetivos del tratamiento y puedan ser transferidos al nivel 1 de atención primaria, donde deberán seguir estrategias de mantenimiento.

Los resultados obtenidos para los pacientes que participan en el programa de Colorado fueron los siguientes:

• Exámenes de colesterol: aumentaron de 55 a 97%, mientras que el control del colesterol se triplicó desde el 26 al 73%.16 (National Committee for Quality Assurance, 2008)

• El riesgo relativo de mortalidad se redujo en un 89% entre los inscritos en el programa dentro de los 90 días de producido un evento cardíaco, comparado con un 76% para quienes no tienen contacto alguno con el programa. (Merenich, 2007)

En el año 2004, KP de la región del Norte de California inició un programa llamado *Prevent Heart Attacks and Strokes Everyday / Prevención de ataques cardíacos y accidentes cerebro-vasculares* todos los días (FASE, por sus siglas en inglés) que incluye a aplicación de terapias preventivas de demostrada eficacia, dirigidas al control de la presión arterial, y el nivel de lípidos y glucosa en la sangre, para pacientes con riesgo de enfermedad cardiovascular.

Los diabéticos representan dos tercios de la población objetivo, que también se circunscribe a pacientes con enfermedad arterial coronaria, accidente cerebrovascular, enfermedad renal crónica, enfermedad arterial periférica y aneurisma aórtico abdominal. Las intervenciones incluyen prescripciones de cuatro medicamentos –cuando sea necesario-: aspirina, fármacos hipolipemiantes, medicamentos para la hipertensión, y bloqueadores beta. Además de la promoción de cuatro cambios en el estilo de vida: el abandono del tabaco, el incremento de la actividad física, la alimentación saludable, y el control de peso.

Integración de la Salud Mental y la Atención Primaria

Cada equipo de atención primaria de KP incluye un especialista en medicina del comportamiento (psicólogo clínico o un trabajador social entrenado para trabajar en atención primaria). El especialista en medicina del comportamiento cogestiona los pacientes con determinadas enfermedades mentales como depresión o trastornos de ansiedad, proporcionando asesoramiento (terapias de probada eficacia, como la cognitivo-conductual o la de activación conductual), además ofrece soporte para la resolución de problemas de forma individual o en sesiones grupales. El médico del paciente de atención primaria es responsable de la administración de medicamentos. Los pacientes con graves enfermedades mentales o trastornos por uso de sustancias son referidos a un especialista psiquiátrico o a servicios para el tratamiento de dependencia química.

Dado que muchos pacientes presentan combinaciones de condiciones mentales y físicas, los especialistas en medicina del comportamiento en la atención primaria permiten obtener una perspectiva más amplia que supera los enfoques centrados únicamente en la enfermedad.

4. Gerencia del Acceso

El Plan de Acceso de Kaiser Permanente (KP) se compone de tres documentos principales: el Plan de Negocios, que incorpora la planificación a largo plazo de la prestación de servicios, el Plan Capital, que se traduce en la planificación de la prestación de servicios en proyectos de capital, y el Plan Integrado de Capacidad ambulatoria, que proporciona detalles por áreas de servicio. Además existen modelos de documentos referentes a la planificación y previsiones sobre demandas de servicios en cada oficina médica.

Las estimaciones sobre la demanda se perfeccionaron a través del uso de la retroalimentación proporcionada por encuestas a los afiliados, a los médicos, y la normativa interna. El suministro de los médicos y la capacidad de atención (otorgamiento de citas) se documenta en un inventario anual de oficinas y clínicas, y las evaluaciones sobre disponibilidad efectuadas por los médicos. Los algoritmos de planificación estándar (varían según la especialidad) se actualizan con regularidad mediante encuestas a los afiliados, reportes sobre disponibilidad de atención e informes de utilización.

Asociación e Integración

Bajo el concepto de atención médica prepago, los médicos de KP asumen la responsabilidad de mantener alta calidad a un bajo costo. Ellos son los custodios tanto de los recursos destinados a los afiliados, como de su salud, debiendo rendir cuentas a sus pacientes, a los afiliados en general, a sus compañeros, y al plan de salud.

Existe la sensación compartida de que el desperdicio de recursos es una inversión perdida en la salud de los afiliados, y teniendo en cuenta esta doble responsabilidad, los líderes médicos mantienen la confianza y la claridad acerca de cualquier motivación para impulsar cambios: una iniciativa destinada principalmente a mejorar la eficiencia no se presenta como una intención de mejorar la calidad.

Los médicos ejercen esta responsabilidad a través de la autogestión y el autogobierno, como socios plenos e igualitarios del plan de salud. Esta asociación se define formalmente a través de acuerdos anuales, tanto en el ámbito nacional, como regional y se expresa en la praxis cotidiana mediante la toma de decisiones conjuntas y en la colaboración entre los líderes médicos, el plan de salud y Gerentes a todos los niveles. Aproximadamente uno de cada siete médicos ejerce algún tipo de liderazgo en KP. Líderes médicos salen constantemente de entre las filas y reciben la capacitación necesaria para que desarrollen su liderazgo, en función del éxito de su desempeño. (Rowley, 2010)

Los médicos de KP mantienen su autonomía clínica, lo cual combinado con la política de rendición de cuentas, actúa como factor positivo e importante para el reclutamiento de nuevos médicos.

KP no ve el sistema de compensación como el principal motivador para el desempeño, sino que éste debe alinearse con una estrategia de liderazgo que genere confianza y compromiso sin dejar de reconocer y recompensar el desempeño. Los médicos de KP reciben salarios competitivos en el mercado (de acuerdo con su especialidad). A partir de dicho pago, el grupo médico maneja fondos para el otorgamiento de incentivos por objetivos o calidad logrados por cada grupo, centro, departamento, o médicos en particular. De acuerdo con dicha política, los médicos son elegibles para obtener un bono por rendimiento anual de hasta 5% del salario (en promedio), basado en medidas de calidad, servicio y satisfacción del paciente, carga de trabajo, y contribución al grupo.

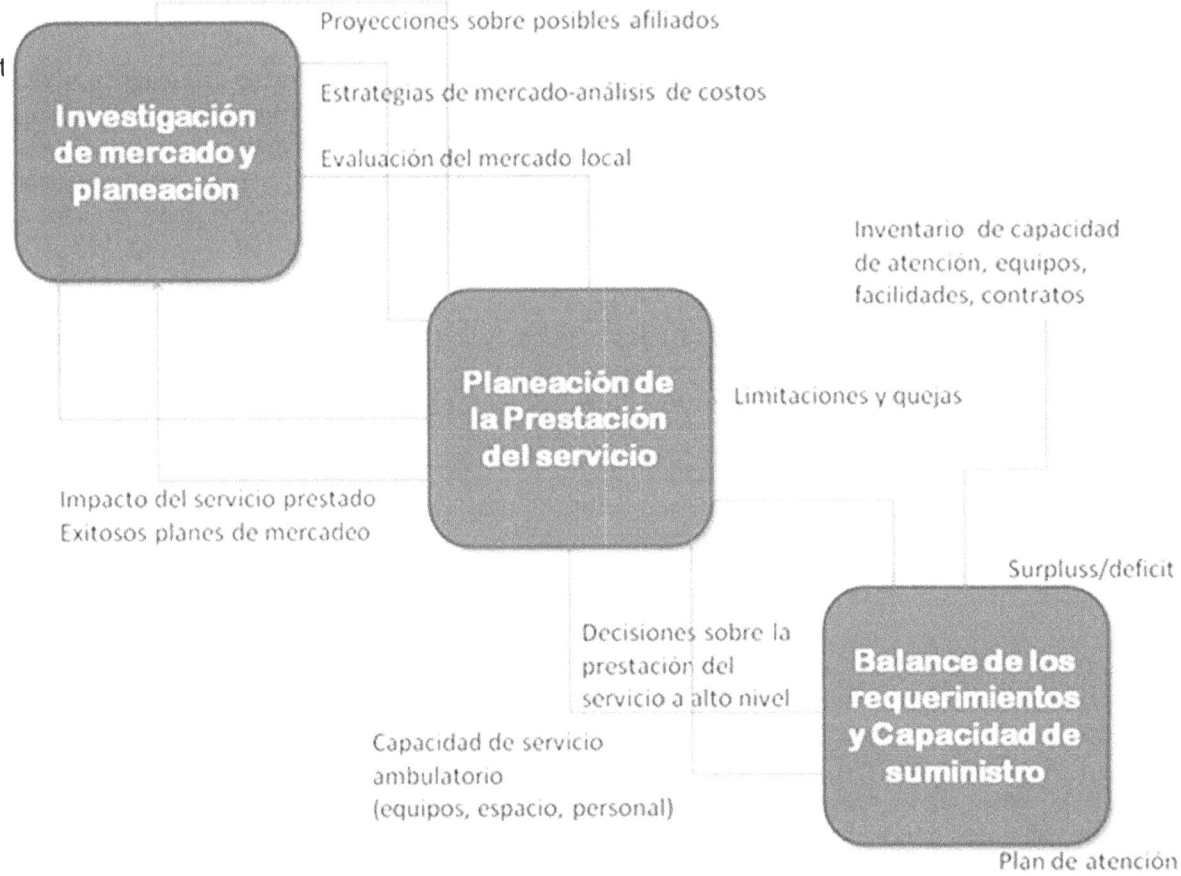

Ilustración 32: Gerencia de Acceso de Kaiser Permanente
Fuente: (Kaiser Permanente, 2011)

Sin embargo, estas relaciones han pasado por sus altibajos. En los años 90, la necesidad de reducir costos, ocasionó desencuentros para las negociaciones colectivas, tras lo cual en 1997, la Organización conjuntamente con una coalición de sindicatos laborales, creó la Asociación de Gestión del Trabajo para fomentar una relación más positiva, la cual es considerada en la actualidad en el mundo académico y por expertos en el tema laboral, como uno de los mejores ejemplos de las aplicaciones que ofrecen la visión y el compromiso compartido, donde participan gerentes, médicos y empleados en el proceso de toma de decisiones. (McCarthy D. , 2009)

La integración de los trabajadores en la toma de decisiones organizacionales es considerada como facilitadora de mejoras operacionales y financieras, la reafirmación constante de los principios de la asociación resalta la importancia de la aplicación sistemática del trabajo en equipo.

Diversidad en la atención

Conjuntamente con la reforma de salud y la reprogramación legal, fiscal, y económica en general que ella implica, uno de los mayores retos que enfrenta KP es lograr encontrar personal calificado. KP favorece la integración cultural, y su personal proviene de todas partes del mundo.

Consideramos la diversidad de dicho personal algo muy importante, porque ello otorga mayores alternativas de servicio para la población que atendemos. Además como organización, consideramos que hay mucho que aprender de las diferentes culturas, disímiles perspectivas y nuevas maneras de hacer las cosas. El poder trabajar con personas de otras nacionalidades, enriquece nuestra comprensión del mundo.

Uno de los efectos de la globalización ha sido justamente la escasez de enfermeras, y personal especializado en general. A medida que China, la India, y Rusia desarrollan sus respectivos sistemas de salud, obviamente requerirán de mayor cantidad de personal, personal que anteriormente emigraba a nuestros países. Por ende la cuestión es cómo podemos aumentar nuestra producción nacional de enfermeras, o de personal de la salud, para satisfacer nuestra demanda interna. La migración de personal de la salud, constituye un grave problema para algunos países, pues ciertamente es un drenaje intelectual. (Ross, 2011)

Atención culturalmente competente

El modelo de Atención Personalizada de Kaiser Permanente incluye el compromiso de proporcionar un cuidado culturalmente competente, trabajando agresivamente hacia la eliminación de las disparidades de salud. Su Instituto de Atención Culturalmente Competente Institute for Culturally Competent Care, trabaja para desarrollar herramientas, capacitación y recursos educativos que ayuden a alcanzar dichas metas. El Instituto guía el trabajo de nueve Centros de Excelencia en Atención Culturalmente Competente Centers of Excellence in Culturally Competent Care, en varias regiones, que adaptan sus servicios para satisfacer las necesidades de atención particular de diversos grupos poblacionales, incluyendo afroamericanos, armenios, latinos, personas con discapacidad, y mujeres.

California cuenta con varios centros médicos que ofrecen módulos de atención culturalmente-específicos (chino, español / hispano y vietnamita), donde los pacientes pueden comunicarse en su lengua materna con un equipo de atención bilingüe orientado al cumplimiento y respecto de sus normas socio-culturales. La Doctora Anne Tang, jefe del módulo bilingüe inglés-chino en el San Francisco Medical Center, considera que el establecimiento de relaciones inter-culturales, es fundamental para garantizar un tratamiento eficaz, por ejemplo, al permitir que los miembros se sientan cómodos revelando favoritismo hacia el uso de medicinas alternativas, como por ejemplo, diluyentes de la sangre a base de hierbas que pueden interactuar negativamente con tratamientos anticoagulantes. (Keslar, 2007)

Dos de dichos programas de atención intercultural de Kaiser Permanente, han sido galardonados por el National Committee for Quality Assurance's, en reconocimiento a su Innovación en el Cuidado Multicultural de la Salud los ha recomendado como modelos para otros planes.

El currículo bilingüe de KP ha servido para mejorar la competencia lingüística en el servicio a los pacientes que hablan otros idiomas aparte del inglés, y su Programa de Certificación de Intérpretes para el Cuidado de la Salud The Health Care Interpreter Certificate Program, se ofrece en conjunto con el City College de San Francisco, habiendo capacitado a más de 1.000 estudiantes.

En KP no nos limitamos a colgar en los consultorios señales en dos idiomas, sino que promovemos una interacción cultural completa, por ejemplo en el área de San Francisco donde habita una población de origen chino bastante fuerte, nosotros celebramos los días de fiesta tradicionales, tanto de los Estados Unidos, como de China. Por ej. el Año Nuevo. (Ross, 2011)

Facilitando el acceso a una atención adecuada

KP ha emprendido recientemente una iniciativa para mejorar el índice de acceso de sus pacientes mediante un servicio basado en cinco objetivos:

• Los pacientes tienen un médico personal de atención primaria (que suelen ser especialistas en las siguientes áreas: internistas, medicina familiar, pediatras y obstetras / ginecólogos.)

• Los pacientes tienen acceso a dicho médico

• Quienes llaman por teléfono, reciben respuestas prontas y apropiadas

• Las citas son programadas a tiempo

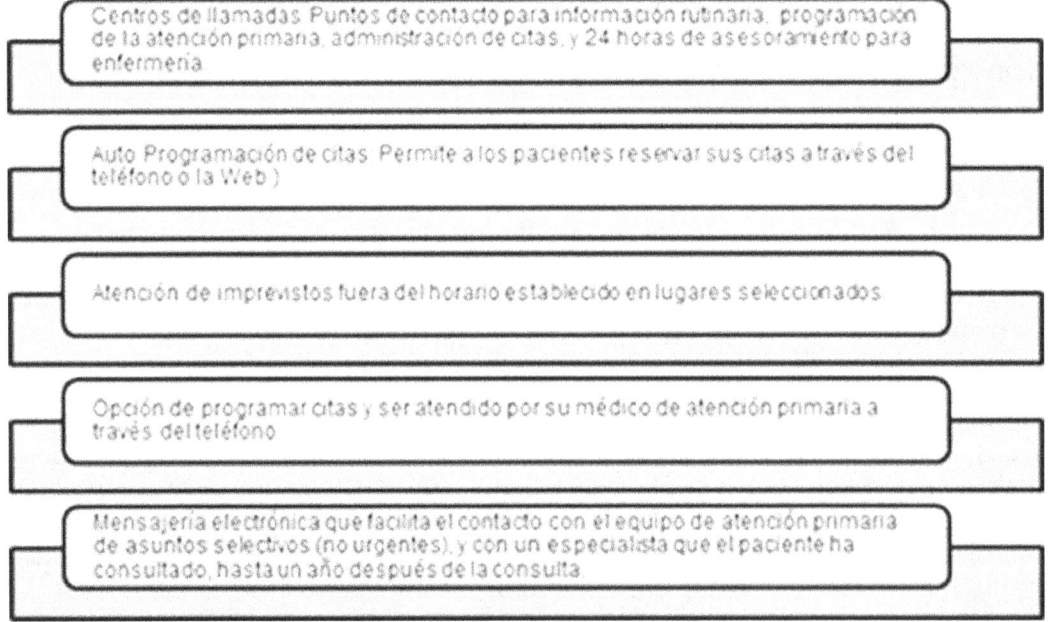

Ilustración 33: KP, puntos de entrada o "entry points

- La atención a los pacientes es grata y oportuna (La alta calidad en el servicio y la atención es una prioridad).

Los líderes regionales determinan las tácticas operacionales asociadas con la obtención de altas calificaciones por parte de los pacientes, estableciendo las metas operativas necesarias para cumplir con ellos (tales como el mantenimiento de suficientes médicos de atención primaria en cada lugar, a fin de satisfacer la demanda), y hacer seguimiento de su desempeño. .Para promover el acceso conveniente a la atención y a la información, reduciendo la demanda del servicio de emergencias, KP ofrece múltiples "puntos de entrada" "entry points":

Teleservicio

Los representantes reciben formación y asesoramiento en cuanto al uso de guiones médicos creados para ofrecer citas en un plazo médicamente aceptable, de acuerdo con las necesidades del paciente. Aquellos con problemas urgentes, reciben citas para ver a su médico el mismo día o al siguiente, mientras que quienes acuden a control se les atiende con flexibilidad. Pacientes con proble- mas emergentes como dolor de pecho, por ejemplo, son transferidos de inmediato a una enfermera consejera, que puede consultar con un médico si es necesario, a fin de obtener recomendaciones sobre el curso de acción a seguir, como acudir al servicio de urgencias. Mediante éste enfoque se intenta equilibrar la oferta y la demanda de citas médicas, al tiempo que se satisfacen las necesidades de los afiliados de la mejor manera posible.

En cuanto a atención especializada, KP se ha propuesto como meta que 75% de los pacientes sean atendidos por un especialista dentro de dos semanas luego de haber sido referidos por su médico de atención primaria. Tales referencias se hacen vía electrónica, utilizando HealthConnect. La respuesta estándar de KP es entre 24 y 48 horas.

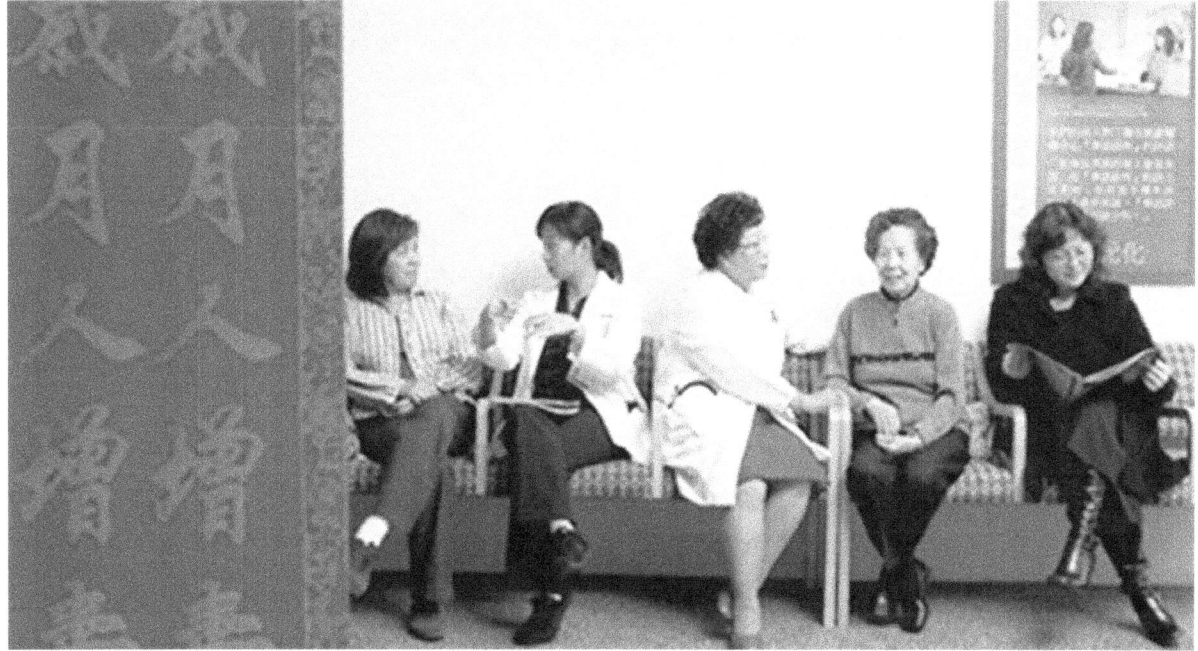

Ilustración 34: La Doctora Anne Tang, en consulta
Fuente (Keslar, 2007)

Como una alternativa a la visita médica tradicional, los pacientes con enfermedades crónicas pueden participar en las "Clínicas Cooperativas para el Cuidado de la Salud", visitas grupales programadas con equipos multidisciplinarios, que además del médico, incluyen educadores, farmacéuticos, etc. Lo cual les permite obtener atención médica avanzada, mientras construyen mecanismos de soporte social entre quienes presentan la misma problemática. En un estudio realizado en Colorado entre adultos mayores que sufren de enfermedades crónicas, se determinó que quienes asistieron mensualmente durante 90 min. a dichas "Clínicas", presentaron menos hospitalizaciones y visitas a emergencias que quienes no asistieron; contribuyendo a la reducción de los costos globales, al tiempo que reportaron mejoras en su calidad de vida y en la capacidad de gestionar su propia salud y una mayor satisfacción con sus médicos.

Este tipo de iniciativas de acceso y gestión de los procesos y de la tecnología de la información, permitió al departamento de emergencia de KP de la Región Norte de California reducir en casi un tercio las visitas de adultos (de una tasa de 300 por cada 1.000 visitas efectuadas en 1997, a 205 visitas por cada 1.000 en el 2008. (McCarthy D. , 2009)

En el futuro, KP prevé la atención de los pacientes en línea o a través de e-visitas por medio de tecnología audiovisual (ej. webcam). Los pacientes podrán adjuntar una fotografía digital a sus mensajes electrónicos para ayudar a los médicos a determinar la naturaleza de sus problemas. Un médico podría ver una foto de la erupción de un niño para determinar que se trata de la varicela y evitar una cita en el consultorio que podría exponer a otros niños a la infección.

El diseño del HealthConnect se enmarca dentro de la filosofía de que muchos de los servicios de salud se prestarán en el hogar y otros lugares que formen parte de las preferencias personales de los pacientes. (Miembros de la familia podrán facilitar acceso a servicios en línea, en aquellos casos en que los usuarios sean niños muy pequeños o ancianos).

En KP estamos conscientes de que no todo el mundo tiene una conexión banda ancha, y que no todo el mundo sabe cómo navegar en Internet, o que a veces no pueden entender la información que nosotros publicamos, por ello producimos versiones de un mismo documento, en varios idiomas, y diferentes niveles de complejidad, lo cual lo llamamos "capas", y que además nos orienta hacia las necesidades de cada paciente, a sus características y a su cultura. (Ross, 2011)

5. Gerencia del Conocimiento

Seis años atrás, Kaiser Permanente se fijó como meta ofrecer la mejor atención posible al mejor precio. Con este norte en la mira, sus expertos desarrollaron un proceso de mejora del rendimiento para reducir variaciones en la calidad, garantizando la seguridad del paciente, la prestación de servicios de alta calidad y la eficiencia en cada uno de sus centros médicos. (Schilling & Patti Harvey, 2011)

Cinco años más tarde, el éxito del programa quedó demostrado por su alta calificación en el ranking de calidad de las organizaciones médicas. En 2011, Kaiser Permanente llegó al puesto N° 1 en el ranking correspondiente a the Centers for Medicare & Medicaid Services, en 11 clasificaciones -más que cualquier otro plan de salud de la Nación- que medían la efectividad de sus servicios. Sus planes relativos a Medicare fueron catalogados de 5 estrellas, en el ranking correspondiente a la clasificación más alta posible, en cinco de sus regiones. Y, de acuerdo con the National Committee for Quality Assurance, Kaiser Permanente cuenta con los cuatro planes de salud Medicare mejor clasificados del país y cuatro de los mejores 25 planes de salud privados (comerciales) en el ámbito nacional.

Todos esos reconocimientos han sido el resultado del notable esfuerzo de KP por mejorar sus procesos y convertirse en una organización de aprendizaje continuo, optimizando su desempeño en un entorno rápidamente cambiante, pese a que tanto su país como su estado de origen (California) atraviesan por una de las peores recesiones económicas de su historia. Lisa Schilling, Vicepresidenta Nacional del Proceso de Mejoras de KP, señala al respecto:

> La creación de estructuras y sistemas para el aprendizaje a prueba de cambios en todos los niveles, son fundamentales para la creación de una organización de salud de alto rendimiento, y eso es lo que hemos puesto en marcha en Kaiser Permanente, al crear estructuras y desarrollar capacidades que facilitan el aprendizaje a partir de los esfuerzos colectivos por mejorar, al tiempo que se incrementa la velocidad en la que se difunden las prácticas efectivas. (Schilling & Patti Harvey, 2011, p. 2)

La estrategia que permitió a Kaiser Permanente convertirse en una organización que aprende, a través de la creación de una capacidad sistemática y procesos de mejora continua, ha sido catalogada como: "Bloques de construcción", la cual engloba seis actividades básicas:

• Compartir en tiempo real los datos significativos para el rendimiento.

• Capacitación formal en la metodología de resolución de problemas.

• Participación y compromiso de la fuerza de trabajo en el intercambio de conocimiento.

• Estructuras de liderazgo, creencias y comportamientos.

• Benchmarking interno y externo.

• Intercambio efectivo de conocimientos técnicos.

Para desarrollar estos "Bloques de construcción", fue necesario establecer equipos o unidades de trabajo de primera línea, creados a partir del compromiso de su asociación para la Gestión del Trabajo.

La colocación de cada uno de esos "Bloques de construcción" en el lugar apropiado requirió de múltiples estrategias complejas, combinadas en flujos verticales tanto ascendentes como descendentes. Fue necesario que los líderes entendiesen las prioridades de mejora en relación con los objetivos de la organización, y que la gerencia media trabajara concatenadamente con el personal, centrándose en generar valor agregado en los servicios y en optimizar los procesos, sin perder de vista la satisfacción de los pacientes. Esta interacción dinámica entre la dirección, los mandos intermedios y el personal de primera línea facilitó el aprendizaje a lo largo de la organización.

Es importante resaltar las relaciones sindico-patronales que KP ha mantenido a través de su historia, y que sin duda resultan únicas en éste tipo de empresas, conformando una de sus particularidades esenciales. Lo cual explica, Paul Staley, Vicepresidente de Iniciativas Operacionales y Mejoras en el Funcionamiento de KP, con estas palabras:

> Nuestra asociación para la gestión del Trabajo -la asociación más grande y completa de este tipo que existe en el país, fue construida sobre Kaiser Permanente y su Coalición de Sindicatos, para hacer algo único en cuanto al cuidado de la salud. Ciertamente, estamos creando un entorno para el aprendizaje, desde la primera línea de la atención médica, permitiendo a los

trabajadores, gerentes y médicos, probar y poner en práctica sus ideas, siempre y cuando éstas estén orientadas hacia la optimización del servicio, y nos permitan brindar la mejor calidad a un precio asequible para nuestros afiliados y pacientes. (Schilling & Patti Harvey, 2011, p. 3)

KP parte desde el principio de que con el conocimiento, las habilidades adecuadas, y el soporte de sistemas y tecnologías apropiadas, cualquier organización tiene la capacidad de mejorar y desarrollar estructuras y procesos que faciliten la adquisición y el intercambio de conocimientos.

El desarrollo futuro de Kaiser Permanente como una organización de aprendizaje, se centra en cuatro áreas: la aplicación del conocimiento y el intercambio de prácticas efectivas; la evaluación de los progresos; la Gestión del Conocimiento; y la sostenibilidad operativa de los esfuerzos de mejora contínua y las prácticas del aprendizaje compartido.

La transformación para convertirse en una organización de aprendizaje requiere de la alineación de las personas, procesos y tecnologías, a fin de permitir que las organizaciones puedan generar mejoras en los resultados sanitarios en las poblaciones que atienden. (Schilling & Patti Harvey, 2011, p. 4)

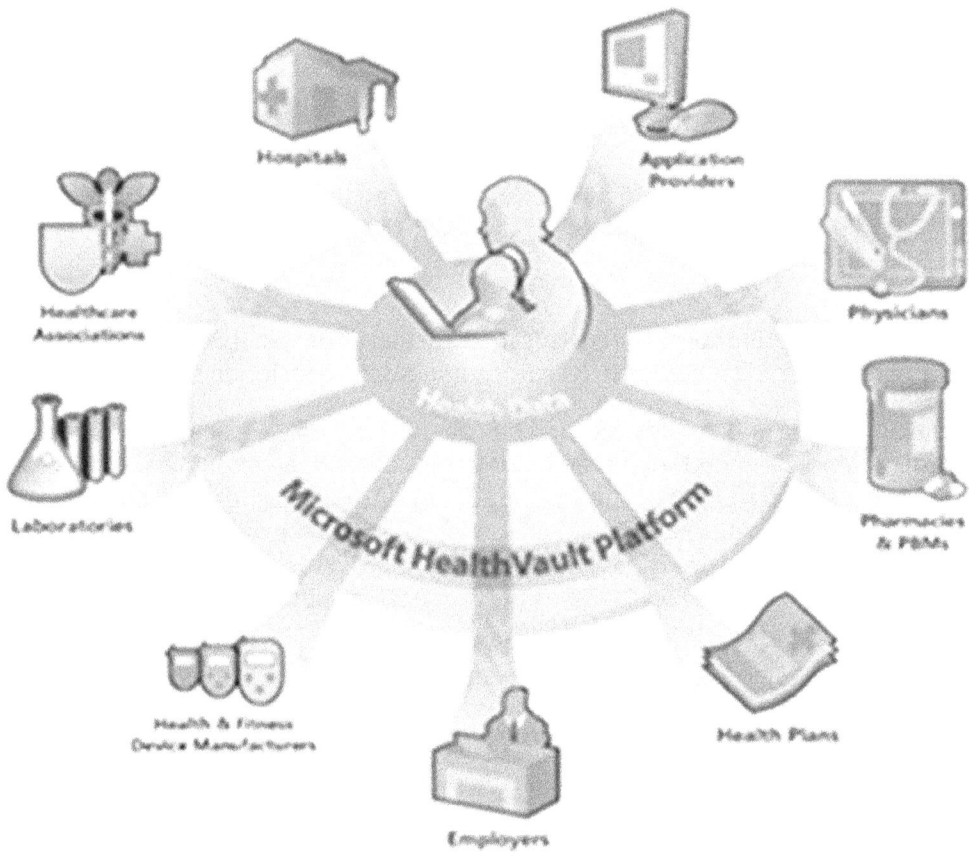

Ilustración 35: Así luce el EHR en la pantalla de la computadora
Fuente: (Medical Quack, 2009)

Instituto de Gestión para la Atención Médica

Centro de Evaluación e Innovación / Center for Evaluation and Innovation (CMI por sus siglas en inglés) El CMI trabaja con sus socios regionales para construir un sistema integrado de atención, apoyando las mejoras de rendimiento, mediante la generación de métricas de desempeño, la identificación de los factores de éxito, la evaluación del impacto, y el apoyo a la innovación. Entre las principales actividades que efectúa, están:

- Mantenimiento de los pacientes en el centro.

- Aprovechamiento de la tecnología.

- Integrar las capacidades a lo largo de la organización.

- Aplicación de la evidencia.

- Medición de los resultados.

- Difusión de las prácticas exitosas.

- Servicios de Conocimiento.

- Biblioteca Clínica.

- Mantenimiento de la red - Implementación, análisis, etc.

Integración

Hay tres aspectos fundamentales en cuanto al modelo de KP. En primer lugar, integra financiamiento con provisión, (como aseguradora cobra primas a sus afiliados, pero también les brinda servicios médicos). De manera que como proveedores saben que deben trabajar dentro de la dotación de los recursos obtenidos mediante el plan de seguro, compartiendo las responsabilidades por su éxito.

En segundo lugar, integra la atención hospitalaria y ambulatoria. Lo cual permite a sus pacientes moverse con facilidad entre los hospitales y la comunidad, o incluso entre centros de cuidado y enfermería especializada. Los médicos se desacoplan del hospital, adecuándose al entorno necesario. Especialistas trabajan junto con generalistas, formando a veces grupos interdisciplinarios lo cual facilita la comunicación entre colegas. No existen incentivos para construir instalaciones u obtener recursos en los hospitales a expensas de otros valores.

En tercer lugar, KP integra prevención, diagnóstico, tratamiento y atención. Como consecuencia, la prioridad es mantener sanos a sus afiliados, evitando en lo posible que asistan a los hospitales. Esto es más evidente en relación con la Gestión de Enfermedades Crónicas, donde la asistencia se enmarca en pruebas clínicas basadas en directrices y se gestiona activamente en todas las etapas. Los médicos que trabajan para KP tienen rápido acceso a los servicios de diagnóstico en el ámbito ambulatorio, evitando así estancias innecesarias en el hospital.

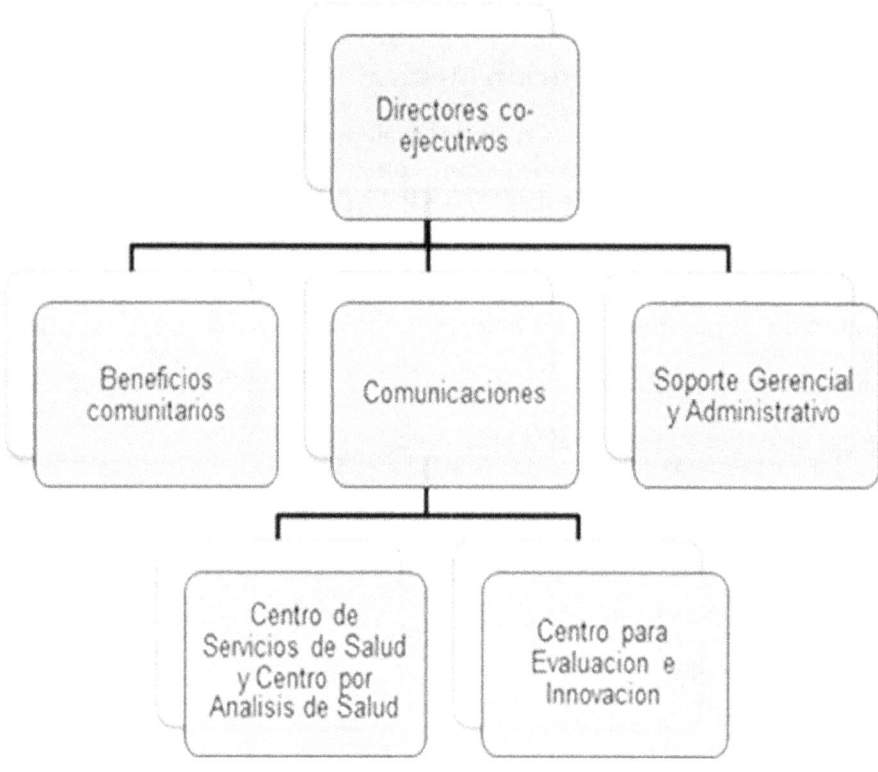

Ilustración 36: Estructura del Centro de Evaluación e Innovación (CMI)
Fuente: (Kaiser Permanente, 2012)

Tecnología, Información y continuidad

Kaiser Permanente ha utilizado tecnología de la información durante más de 40 años para mejorar su funcionamiento tanto clínico como administrativo. En algunos territorios, sus registros electrónicos de salud (electronic health records, EHR por sus siglas en ingles), datan de los años 90. Sobre esa experiencia y con la participación activa de sus médicos, en el año 2003 puso en marcha un sistema de salud con un costo de $4000 millones, llamado: HealthConnect, el cual permitió interconectar sus instalaciones a lo largo del país, representando la mayor instalación civil de registros electrónicos de salud en el mundo. Con la excepción de unos pocos sistemas implementados por los EEUU (Departamentos de Defensa y Asuntos de Veteranos - Veterans Affairs), existen pocos modelos de sistemas de información de salud y atención clínica de similar alcance. En abril de 2008, el sistema fue utilizado con éxito para las consultas externas de las ocho regiones de KP. En marzo de 2010, se culminó su implementación en todos los centro de atención médica: 454 consultorios y 36 hospitales.

Desarrollado por la empresa Epic Systems Corp., el EHR es el corazón de HealthConnect, al proporcionar un registro longitudinal de la trayectoria seguida por cada afiliado a través de entornos clínicos y laboratorios, incluyendo medicinas e imaginería, constituyendo un sistema integrado de información sanitaria altamente sofisticado.

Es uno de los registros de salud electrónicos más avanzados disponibles, mediante el cual, 9 millones de personas se conectan de forma segura a sus equipos de atención de salud, información personal, y lo último en conocimientos médicos, aprovechando los últimos enfoques para el cuidado de la salud. HealthConnect también incorpora recetas electrónicas y órdenes de pruebas (entrada para órdenes médicas computarizadas) con el fin de promover la atención basada en la evidencia y herramientas de gestión, así como registros de enfermedades (los cuales permiten rastrear pacientes con condiciones crónicas, generando herramientas para el soporte de decisiones: alertas de seguridad sobre medicamentos, recordatorios para cuidado preventivo, guías clínicas y referencias electrónicas on-line que directamente programen citas, proveyendo una atención especializada que conjuga las capacidades de los reportes con la notificación de resultados y la facturación. (Zieger, 2010) Con lo cual ayuda a eliminar las cartas, tablas o récipes incompletos, extraviados o ilegibles. El sistema es compatible con el compromiso de la organización con la medicina preventiva, proporcionando a los médicos acceso a los últimos tratamientos y protocolos para asegurarse de que sus afiliados reciben la atención adecuada en el momento correcto.

KP HealthConnect está diseñado para conectar electrónicamente a los miembros del equipo de atención con las informaciones personales de los pacientes, y los conocimientos médicos pertinentes para promover una atención integral. Por ej. los afiliados pueden completar su evaluación de riesgos de salud en línea, recibir información personalizada sobre intervenciones conductuales, participar en programas, y elegir si desean enviar los resultados a su médico directamente.

Para estimular la plena participación de los pacientes bajo su cuidado, tanto médicos como el personal los animan a utilizar servicios en línea. Como resultado, más de un tercio de los afiliados al plan de salud en todo el país (y casi la mitad en el norte de California) están suscritos a un portal web llamado My Health Manager para rastrear información específica del EHR, ver su historial de visitas al médico, recibir recordatorios de atención preventiva, programar o cancelar citas, llenar prescripciones, y enviar mensajes electrónicos seguros a su equipo de atención o farmaceuta. Se calcula que mensualmente, 80.000 afiliados participan en sesiones a través de My Health Manager, y tanto médicos como equipos

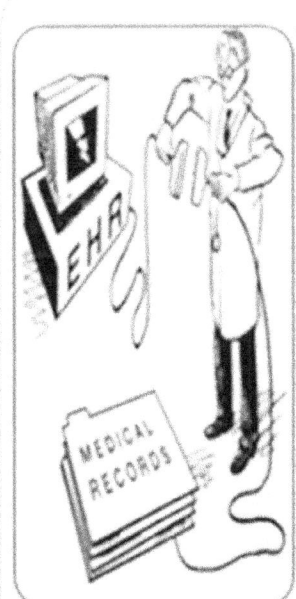

- 8.6 millones de miembros tienen su propio registro HealthConnect total o parcial
- En abril de 2008 todos los centros médicos ambulatorios estaban conectados al sistema.
- Al 31 de diciembre de 2009, 33 hospitales de KP poseían la suite completa de HealthConnect
- Todos los afiliados a KP tienen derecho a activar su Gerente de Salud para manejar su récord personal (*My Health Manager personal health record* (PHR, por sus siglas en ingles))
- Más de 300.000 padres y tutores se registraron para utilizar el sistema en nombre de algún miembro de su familia
- El sistema registra más de 150.000 usuarios diarios
- Más de 3 millones de usuarios en línea
- Alrededor de 55.000 nuevos usuarios en línea (cada mes)
- 1.8 millones de resultados de laboratorio consultados en línea (mensual)
- Más de 700.000 mensajes de correo electrónico (mensual)
- Se expiden 550.000 récipes médicos en línea (mensual)
- Se planean y otorgan 150.000 citas en línea cada mes

Ilustración 37: HealthConnect ® en cifras
Fuente: (Kaiser Permanente, 2012)

de atención intercambian 850.000 mensajes de correo electrónico con sus pacientes y entre ellos, lo cual demuestra el interés creciente y la penetración de la Gestión de Salud en línea. Los resultados de pruebas de laboratorio, una de las funciones en línea más visitadas, incluyen enlaces a una base de conocimientos relacionados y estrategias de cuidado personal. En 2009, los afiliados intercambiaron más de 8 millones de correos electrónicos con sus médicos y vieron en línea los resultados de más de 21 millones de pruebas de laboratorio. (Kaiser Permanente, 2012)

Líderes médicos informan que el acceso de la EHR desde la sala de examen promueve el cumplimiento de las directrices de pruebas y protocolos de tratamiento, eliminan las pruebas duplicadas, les permiten atender las quejas de manera más eficiente. Estudios realizados encontraron que la satisfacción del paciente con su médico ha aumentado después de la introducción del EHR en las salas de exámenes. (Zhou Y. Y., 2007) Los resultados de su implementación en los hospitales sugieren que la combinación de órdenes médicas, códigos de barras en los medicamentos y herramientas de documentación electrónica están ayudando a reducir errores en cuanto a la administración de medicamentos. La región de Hawái experimentó una disminución del 26% en la tasa de visitas al médico por la aplicación del HealthConnect (McCarthy D. , 2009) Los contactos del paciente con los médicos aumentaron 8%, debido principalmente al incremento en las visitas telefónicas programadas. El EHR ha facilitado la prestación de atención, ayudando a los médicos a resolver problemas por teléfono.

El uso del EHR y el portal en línea para apoyar la gestión de la atención médica parece alcanzar efectos positivos en la utilización de los servicios, y amplificar el compromiso del paciente. Por ejemplo, tres cuartas partes o más de usuarios en línea encuestados, coincidieron con que el portal les permite gestionar efectivamente el cuidado de su salud, mejorando la interacción con el equipo médico. Los usuarios de servicios en línea de la región Noroeste, significan un 10% menos de visitas a la atención primaria o emergencias, en comparación con cuando no existían dichos recursos en Internet. (Zhou Y. Y., 2007)

Mediante mecanismos de auditoría y generación de reportes, KP ha obtenido datos que respaldan la noción de que sus mejores prácticas gerenciales en cuanto a la Gestión de recursos, Gerencia del Conocimiento, Organizaciones que Aprenden, Aprendizaje Organizacional, y Gestión de la Evidencia, aplicadas a un registro integral de salud electrónico pueden aumentar la comodidad y satisfacción de los pacientes y la eficiencia profesional, al tiempo que mantiene y mejora la calidad clínica. Además, se encontró que la capacidad de conectar directamente a los pacientes y sus proveedores de atención con información médica en línea, resulta fundamental para la adopción y el desarrollo de nuevas herramientas informativas. Visto de este modo, el sistema ha allanado el camino para el intercambio de la información que mejorará el futuro de la atención médica durante los próximos años.

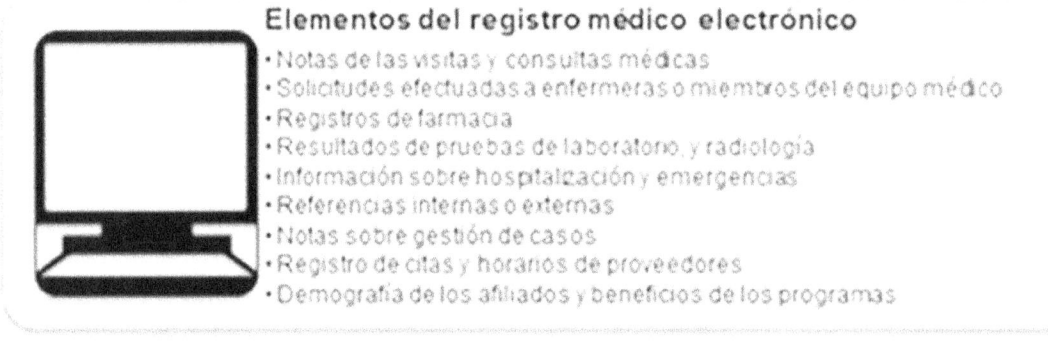

Elementos del registro médico electrónico
- Notas de las visitas y consultas médicas
- Solicitudes efectuadas a enfermeras o miembros del equipo médico
- Registros de farmacia
- Resultados de pruebas de laboratorio y radiología
- Información sobre hospitalización y emergencias
- Referencias internas o externas
- Notas sobre gestión de casos
- Registro de citas y horarios de proveedores
- Demografía de los afiliados y beneficios de los programas

Digitalizando la data

Los expertos aducen que la razón por la cual la industria medica ha tardado tanto en adoptar sistemas de gestión de información amplios y centralizados, es el proceso de digitalización de la data, ello debido a las características propias de la industria, y al tipo de información que manejan. Por ej., los datos de bancos y compañías aéreas suelen ser mucho más limitados y conocidos. En cuanto al cuidado de la salud, por el contrario, éstos están en constante cambio, basados sobre la información que manejan gran cantidad y diferentes tipos de usuarios como médicos, enfermeras, pacientes y otros. Nuevos descubrimientos, protocolos y requisitos gubernamentales, añaden mucha más complejidad al asunto. La forma como se almacenan y se utilizan estos datos es, literalmente, una cuestión de vida o muerte, lo cual explica las razones por las que la transición hacia registros electrónicos es tan sensible. Pero por otra parte, los sistemas informatizados de registro activo pueden localizar y analizar información de manera que los archivos de papel no pueden, mejorando en general la calidad de los servicios. Lo cual convierte a los registros digitales en herramientas invaluables. Philip Fasano, Vicepresidente Ejecutivo y Director de Información de Kaiser Permanente asegura que gracias a ellos la organización es capaz de hacer seguimiento a décadas de datos sobre pacientes con diabetes, o analizar cuáles han resultado los mejores medicamentos para tratar dolencias especificas y personalizar las dosis. Para él, dicha tecnología ha cambiado la manera como se practica la medicina e incluso los resultados de la praxis clínica.

La próxima frontera es el cuidado predictivo. Aquí es donde utilizaremos la información que tenemos para generar innovaciones en el cuidado de la salud. En el pasado, muchos de los descubrimientos provenían de la biología y la química. La próxima serie de grandes descubrimientos provendrá de la ciencia de la información. Estamos en la cresta de la ola. Es apasionante y los beneficios potenciales son enormes: gente más sana a un menor costo. (Muller, 2011, p. 25)

Elementos considerados por KP HealthConnect

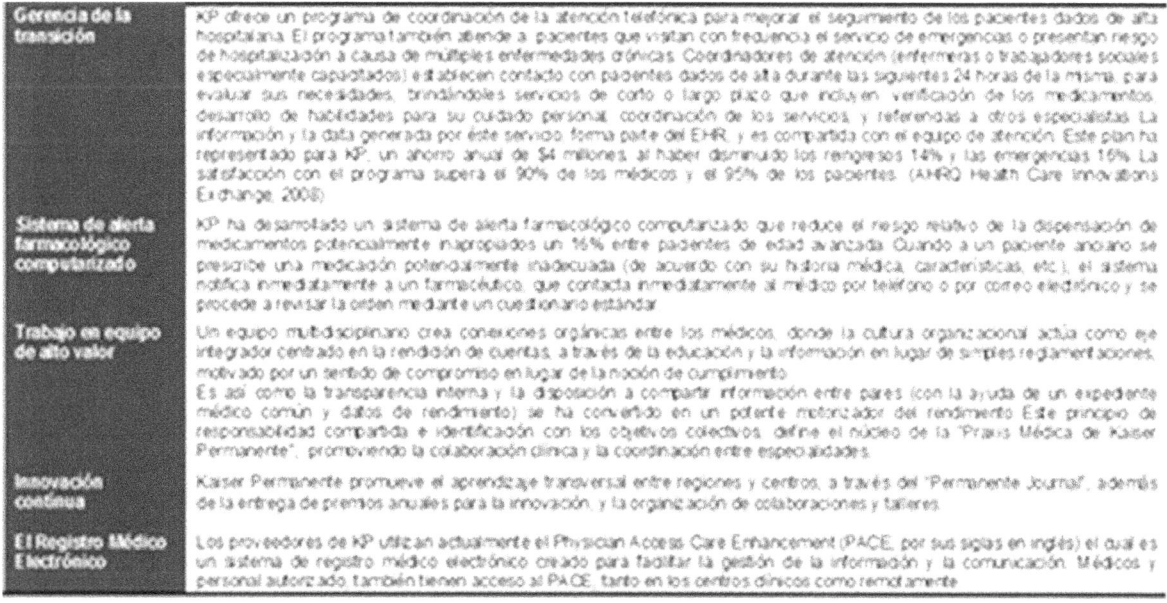

Gerencia de la transición	KP ofrece un programa de coordinación de la atención telefónica para mejorar el seguimiento de los pacientes dados de alta hospitalaria. El programa también atiende a pacientes que visitan con frecuencia el servicio de emergencias o presentan riesgo de hospitalización a causa de múltiples enfermedades crónicas. Coordinadores de atención (enfermeras o trabajadores sociales especialmente capacitados) establecen contacto con pacientes dados de alta durante las siguientes 24 horas de la misma, para evaluar sus necesidades, brindándoles servicios de corto o largo plazo que incluyen: verificación de los medicamentos, desarrollo de habilidades para su cuidado personal, coordinación de los servicios y referencias a otros especialistas. La información y la data generada por éste servicio forma parte del EHR, y es compartida con el equipo de atención. Este plan ha representado para KP, un ahorro anual de $4 millones, al haber disminuido los reingresos 14% y las emergencias 16%. La satisfacción con el programa supera el 90% de los médicos y el 95% de los pacientes. (AHRQ Health Care Innovations Exchange, 2008)
Sistema de alerta farmacológico computarizado	KP ha desarrollado un sistema de alerta farmacológico computarizado que reduce el riesgo relativo de la dispensación de medicamentos potencialmente inapropiados un 16% entre pacientes de edad avanzada. Cuando a un paciente anciano se prescribe una medicación potencialmente inadecuada (de acuerdo con su historia médica, características, etc.), el sistema notifica inmediatamente a un farmacéutico, que contacta inmediatamente al médico por teléfono o por correo electrónico y se procede a revisar la orden mediante un cuestionario estándar.
Trabajo en equipo de alto valor	Un equipo multidisciplinario crea conexiones orgánicas entre los médicos, donde la cultura organizacional actúa como eje integrador centrado en la rendición de cuentas, a través de la educación y la información en lugar de simples reglamentaciones, motivado por un sentido de compromiso en lugar de la noción de cumplimiento. Es así como la transparencia interna y la disposición a compartir información entre pares (con la ayuda de un expediente médico común y datos de rendimiento) se ha convertido en un potente motorizador del rendimiento. Este principio de responsabilidad compartida e identificación con los objetivos colectivos define el núcleo de la "Praxis Médica de Kaiser Permanente", promoviendo la colaboración clínica y la coordinación entre especialidades.
Innovación continua	Kaiser Permanente promueve el aprendizaje transversal entre regiones y centros, a través del "Permanente Journal", además de la entrega de premios anuales para la innovación, y la organización de colaboraciones y talleres.
El Registro Médico Electrónico	Los proveedores de KP utilizan actualmente el Physician Access Care Enhancement (PACE, por sus siglas en inglés) el cual es un sistema de registro médico electrónico creado para facilitar la gestión de la información y la comunicación. Médicos y personal autorizado también tienen acceso al PACE, tanto en los centros clínicos como remotamente.

Tabla 8: Elementos considerados por KP HealthConnect
Fuente: Propia, a partir de (Liang, 2010)

Gerencia de la Evidencia

El Instituto de Gerencia de Atención convoca grupos de trabajo interregionales, formados por expertos clínicos para desarrollar por medio de una Metodología Común, guías basadas en evidencia, las cuales se difunden a través del EHR.

KP, como organización, tiene sus propios sistemas de atención, formularios, y estructuras de costos, (actores importantes a tener en cuenta al desarrollar las recomendaciones nacionales de referencia) y la capacidad de generar sus propias directrices y lineamientos proporciona consistencia. Las directrices nacionales de KP se efectúan bajo la égida de la National Guideline Directors, la cual incluye médicos líderes en el desarrollo de guías para cada región. Los Guideline Development Teams (GDT, por sus siglas en inglés) se componen por miembros de las ocho regiones que representan las distintas profesiones y especialidades médicas. Además, cada equipo incluye un analista y un médico capacitado en la metodología basada en la evidencia, quienes son expertos en buscar, resumir y evaluar críticamente literatura médica.

Las directrices nacionales de KP se desarrollan de acuerdo con una rigurosa metodología basada en la evidencia, que incluye cinco pasos: formulación del problema, búsqueda de evidencias, resumen (a menudo presentado como tablas de evidencia), análisis lógico y recomendaciones. La metodología requerida por KP para producir evidencia es amplia y está plenamente documentada. Dependiendo de la calidad y cantidad de las publicaciones relacionadas con un tema en específico, las recomendaciones pueden basarse en la evidencia o en el consenso. Esas últimas se despliegan cuando la evidencia es insuficiente para apoyar una recomendación, pero aun así responden a interrogantes clínicas.

La formulación de problemas se basa en una sola interrogante clínica, que incluye cuatro componentes claves: Pacientes (Población), Intervención, Comparación y Resultados.

Para facilitar la adopción de las innovaciones locales, se identifican médicos que sean "campeones locales" a quienes que se les otorgan los recursos y herramientas para educar y comprometer a sus colegas a fin de promover cambios positivos en su praxis y obtener mejores resultados para los pacientes. Por ej. el Programa de Gestión para la prevención de la osteoporosis, es un ejemplo claro de este proceso.

Respondiendo a la evidencia de que muchas de las fracturas de hueso son prevenibles, cirujanos ortopédicos de KP en el Sur de California, lideraron equipos multidisciplinarios en cada uno de los 11 centros médicos de la región para establecer un programa que llamaron "Huesos Saludables""Healthy Bones", dirigido a pacientes con riesgo de osteoporosis y fracturas, previamente identificados a través del EHR, y a los cuales se les brindó asesoría, educación, y programas de detección, tratamiento y seguimiento, según sus necesidades. El programa permitió una disminución del 37% en la tasa de fracturas de cadera tratadas en centros médicos de la región, incluyendo una reducción del 60% en

La recomendaciones en la evidencia:	• Ofrecen modelos de programas de gestión susceptibles de ser adoptados regionalmente. • Ayudan a desarrollan herramientas tales como evaluaciones de riesgo para la salud. • Faciltan la investigación sobre las causas de las variaciones interregionales a fin de identificar las mejores prácticas asociadas con mejores resultados en los pacientes.

Principios de KP. Rendición de cuentas	• Atención centrada en el Paciente • Apoyo el equipo de atención al paciente • Comunicar acerca de resultados adversos no previstos • Informar a las partes correspondientes • Revisar la historia clínica • Seguimiento y cierre de casos

uno de ellos que casualmente era considerado el de mejor desempeño. Su éxito fue reconocido por Medicare y por el National Committee for Quality Assurance (NCQA por sus siglas en inglés), quienes los calificaron como los número 1 en su ranking nacional de mejores planes de atención preventiva y tratamiento de la osteoporosis. (Che, 2005)

Bajo los auspicios del Instituto de Gestión de la Atención The Care Management Institute, los cirujanos ortopédicos de la región se unieron con expertos de otras regiones de KP para desarrollar una Guía Nacional de Práctica Clínica que estandarizase la gestión de la osteoporosis. El esfuerzo incluía una videoconferencia anual para revisar los últimos datos, y actualizar y perfeccionar la guía (por ejemplo, mediante la adición de herramientas de evaluación de riesgos para orientar el tratamiento a las personas más susceptibles), y compartir las mejores prácticas. Otras regiones de Kaiser Permanente también adoptaron el programa o han desarrollado otros similares.

Posteriormente, el equipo de Huesos Saludables, trabajó con la Fundación Nacional contra la Osteoporosis y la Asociación Americana de Ortopedia para difundir su programa, promoviendo la detección de riesgos a través de la estratificación, y el tratamiento temprano. Como resultado, sus políticas fueron ampliamente adoptadas, lográndose una reducción en el ámbito nacional del 25% en la tasa de fracturas de cadera, lo cual se calcula evitará cada año 75.000 fracturas de cadera en los Estados Unidos. (Che, 2005)

El mayor logro de KP en cuanto a la gerencia de la evidencia, ha sido en la disminución de enfermedades cardíacas. Hoy por hoy podemos decir que nuestros afiliados tienen una menor probabilidad de morir por enfermedades cardiacas que los no afiliados. Eso refleja estadísticamente el enorme esfuerzo que ponemos en cuanto a la prevención y al control de riesgos. (Ross, 2011)

Mejores formas para la prestación del servicio

HealthConnect ha generado innovaciones que mejorarán la capacidad de los equipos de atención primaria en cuanto a la prestación de sus servicios, promoviendo un entorno de trabajo sostenible para su personal. El software se desarrolló luego de numerosas pruebas, y su implantación y manejo a través del tiempo ha significado un esfuerzo continuo y progresivo. El enfoque ha sido y es lo suficientemente flexible para permitir que los equipos determinen lo que funciona mejor de acuerdo con sus circunstancias.

En 2006, Kaiser Permanente estableció el Centro de Innovación de Garfield, un laboratorio de aprendizaje de 37 mil metros cuadrados, que soporta la simulación, la creación de prototipos, y la evaluación de innovaciones que apuntalen hacia el mejoramiento de la atención sanitaria. Los proyectos más recientes incluyen: alternativas para el diseño de salas de exámenes médicos; la recreación del funcionamiento de los equipos de respuesta rápida, a fin de identificar las mejores prácticas de atención; y la evaluación de tecnologías para monitorear a los pacientes en las salas de recuperación u observación.

Optimizar la atención en el entorno hospitalario

Los Hospitales de Kaiser Foundation han identificado una serie de prioridades que los han llevado a ser considerados Hospitales de clase Mundial World Class Hospitals, en el año 2011. Ello básicamente porque están involucrados en el aprendizaje colaborativo para promover el alto rendimiento y la prevención de eventos adversos, tales como infecciones nosocomiales y úlceras por presión.

En 2008, ocho hospitales de KP reportaron la ausencia durante dicho año de infecciones del torrente sanguíneo en sus unidades de cuidados intensivos, y otros siete reportaron una sola infección. Entre 2006 y 2008, en la región Norte de California, las medidas de desempeño mejoraron en todos los hospitales (4% para el cuidado de ataques cardíacos y 10% para la atención de la neumonía); y el ratio de mortalidad para los pacientes de ataque cardiaco fue 27% por debajo de la media nacional de Medicare en el 2008. (McCarthy D. , 2009)

Durante los últimos años, Kaiser Permanente ha desarrollado e implementado un enfoque múltiple para la divulgación de errores médicos. Los médicos reciben capacitación sobre cómo conversar abiertamente con los pacientes y sus familias con respecto a eventos adversos y errores médicos. "Los equipos de gestión situacional" del personal de confianza dentro de cada centro médico, proporciona asesoramiento y apoyo al personal, según sea necesario. Un ombudsman, disponible en la mayoría de los hospitales, actúa como mediador para facilitar la comunicación y alcanzar resultados satisfactorios entre el sistema de atención, los pacientes y sus familias.

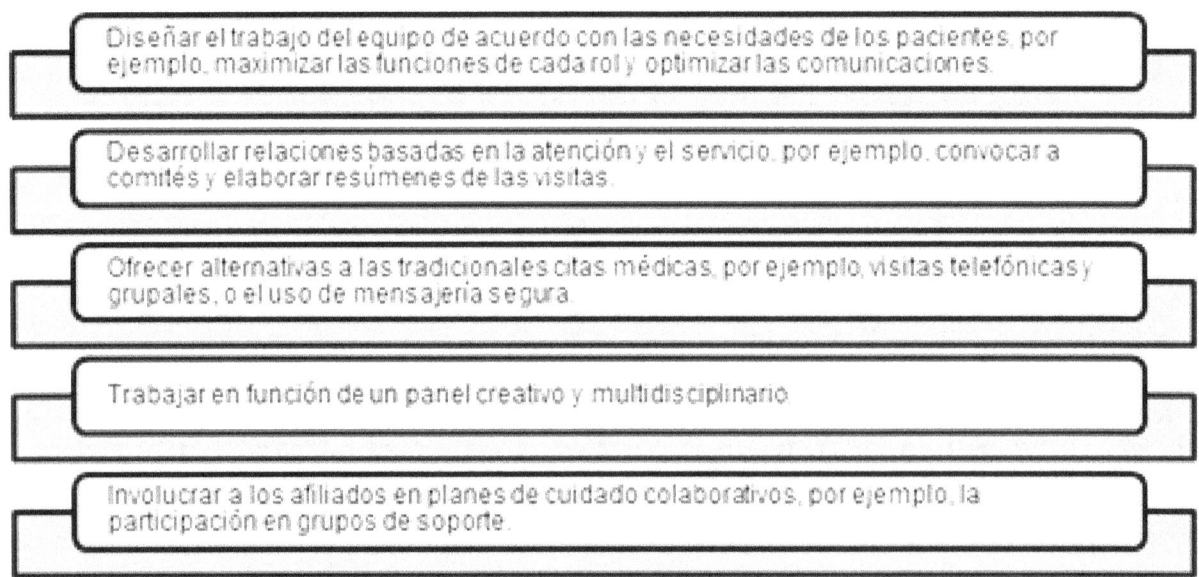

Ilustración 38: HealthConnect. Principios
Fuente: Propia, a partir de (Liang, 2010)

Profundización de los avances médicos

En el norte de California, la División de Investigación de Kaiser Permanente efectúa estudios epidemiológicos y sobre servicios de salud, conducentes a mejoras en la atención sanitaria y médica de sus afiliados y la población en general. Entre sus proyectos, se encuentra el montaje de uno de los mayores bancos de datos genéticos, ambientales y de salud que jamás se haya llevado a cabo. El potencial del Biobanco, como se le ha denominado, es infinito. Una de sus aplicaciones más llamativas es la de facilitar investigaciones sobre causas de enfermedades que eventualmente conducirían a serios avances para el diagnóstico, tratamiento y prevención de las mismas. Casi 400.000 miembros del Norte de California se han ofrecido para participar en el programa, completando encuestas de salud y proveyendo muestras de saliva para la extracción de ADN y otros tipos de especímenes.

Una Evaluación Equilibrada

La identificación de áreas de excelencia no significa que Kaiser Permanente sea un modelo perfecto. En ocasiones ha incumplido con las expectativas, causando daños y problemas a la población tratante. Por ejemplo, en 2006, la región Norte de California cerró un programa de trasplante renal incipiente en San Francisco como respuesta a críticas y reportes de prensa sobre los largos tiempos de espera que los pacientes debían enfrentar, lo cual generó graves consecuencias a su salud. Como consecuencia, el Estado de California los multó por $2 millones debido a fallas en la supervisión del programa, y otros $2 millones luego que una investigación demostró que el plan no había establecido ni mantenido los procedimientos adecuados para evaluar la calidad de la atención en varios de sus centros médicos. (Weber, 2007) Como consecuencia KP implementó los correctivos necesarios estableciendo auditorías para medir su progreso a futuro.

Por supuesto, ese no ha sido el único fallo de KP a través de los años.

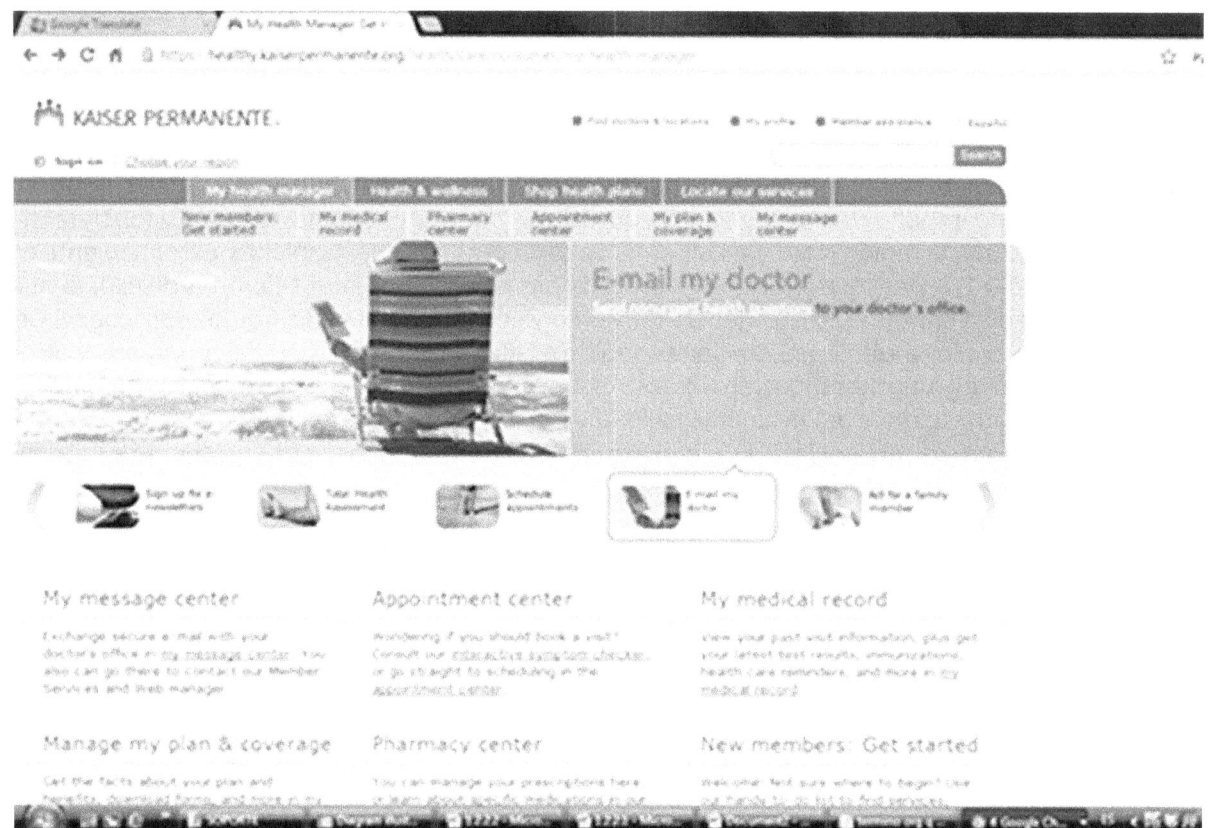

Ilustración 39: My Health Manager en la pantalla de la computadora

NHS / KP   ESTRATEGIAS
CUADROS COMPARATIVOS

Aunque cada estrategia suele dirigirse hacia el logro de un objetivo específico, puede ser capaz de enfrentar varios a la vez. Tampoco son excluyentes y al contrario, pueden implementarse en su conjunto de acuerdo con la necesidad del momento y a la capacidad que tenga la organización para ejecutarlas.

En KP y en el NHS, es de común observancia la existencia de estrategias que permiten reforzar las interacciones entre sus diferentes agentes y metaagentes, cuando éstas fueron exitosas, y la constante creación de nuevos actores o relaciones para responder a nuevos retos organizacionales. En un plano general, mantienen y desarrollan aquellas estrategias que demostraron ser realmente necesarias, desechando las que no lo fueron.

Las estrategias categorizadas, no solamente son multidisciplinarias, sino que además obedecen a diferentes ámbitos de acción, desde el entorno micro, al macro, afectando a todos los actores en los sistemas analizados, de tal manera que alguna estrategia implantada a nivel micro, pudiese convertirse, como efectivamente ha sucedido, en una estrategia nacional que apuntale hacia la mejoría de indicadores estatales o nacionales.

Uno de los mayores retos en cuanto a la definición de esta estrategia, ha sido la alineación entre el ámbito micro y el macro, en lo que a la misma organización se refiere.

Notas: La data contenida en todos los cuadros fue generada por la Autora, y debido al enfoque general de este trabajo, la Gerencia de la Calidad y la Gerencia de Acceso se trataron específicamente en lo que respecta a la Gestión del Conocimiento y a la Gerencia de la Evidencia.

NHS	Estrategias	KP	Estrategias
Área de competencia: Gerencia de la Calidad[1]			
Derivadas de la mejor evidencia disponible, como la guía NICE y otras fuentes de pruebas acreditadas por el NHS, las normas de calidad son desarrolladas de forma independiente por el Instituto en colaboración con el sistema sanitario, profesionales de atención social y usuarios de los servicios, enfocándose en lo que llaman 'las tres dimensiones de la calidad': la eficacia clínica, la seguridad y la experiencia del paciente. Esta normativa de calidad es fundamental para apoyar la gerencia del NHS, teniendo como objeto generar los mejores resultados posibles para los pacientes.	• Garantizar la satisfacción de los usuarios finales. • La colección denominada: Calidad, Innovación, Productividad y Prevención, de las mejores prácticas gerenciales en el área de la Gestión del Conocimiento. • Acreditación de la evidencia. • La marca de acreditación permite a los usuarios identificar rápidamente los resultados de las organizaciones acreditadas. • Normas de calidad NICE. • Las normas del National Institute for Health and Clinical Excellence (NICE por sus siglas en inglés) son un conjunto de declaraciones específicas, concisas y medidas concretas, a través de las cuales se establecen los marcadores de alta calidad que se aspiran a alcanzar. • Publicación de Estándares de calidad • Creación de Observatorios de Calidad regionales, para establecer evaluaciones comparativas y desarrollo de indicadores.	• La mayor instancia del comité de calidad es el *The Kaiser Permanente Northwest Regional Operations Quality Group* (ROOG, por sus siglas en inglés), ejecuta y evalúa los servicios médicos: calidad, gestión de riesgos y Gestión de Utilización. • El ROOG es a su vez un capítulo del RUMC y del Grupo de Estrategias de Integración Clínica (*Clinical Strategies Integration Group* (CSIG, por sus siglas en inglés). Supervisa las actividades de los comités de expertos clínicos, y controla las actividades de utilización. • Asociación Médica de Directores de Revisión de Calidad - *Directors' Quality Review* (MDQR) Proceso de calidad basado en estándares de revisión, diseñado para evaluar la eficacia de la gestión de la calidad a través de la continuidad de la atención. • KP capacita médicos y gerentes como evaluadores del proceso, formando parte de la Federación Permanente y del equipo de evaluadores del Depto. de Calidad	• Garantizar la satisfacción de los usuarios finales. Estudios de satisfacción de los pacientes (*Member Satisfaction Reports*). • Procesos de clasificación y Revisión de Uso y la aplicación de políticas de salud mental y servicios de dependencia química. • Procesos de Supervisión bajo responsabilidad por cada departamento y división. • Generación de normativas procedimentales. • Desarrollo de directrices para el ordenamiento de pruebas y productos farmacéuticos, o información médica sobre prácticas comparativas. • Inspección constante sobre el menor, mayor o mal uso de los recursos en sus respectivas poblaciones y / o servicios.

NHS	Estrategias	KP	Estrategias
Área de competencia: Gerencia de Procesos			
Se han llevado a cabo experiencias positivas de Gerencia de Procesos en varios centros del NHS y se planea implementar progresivamente este tipo de gerencia en todo el sistema	• Análisis de la problemática, midiendo las variaciones de la demanda, la carga de trabajo y los "cuellos de botella", examinando los datos recabados para comprender a profundidad sus causas • Estudio de las actividades • Promoción de un cambio de mentalidad entre los líderes • Separación de los niveles de atención de acuerdo con procesos y actividades • Restructuración de los procesos	Varias estrategias se emplean para administrar los recursos con los que cuenta a fin de garantizar la idoneidad médica, la relación costo-efectividad y la efectividad de la asistencia disponible, proporcionada a los afiliados mediante su Plan de Salud. Entre éstas se encuentran • Gestión de casos • Revisión de Utilización	• Coordinación de la atención • Directrices desarrollo e implementación • Mecanismos de retroalimentación para médicos y personal especializado • Estudios prospectivos, y revisiones retrospectivas de la necesidad médica para servicios específicos • Nuevas tecnologías de evaluación • Equipos de expertos para la mejora clínica • Políticas generales de responsabilidad por la poca, mucha o mala utilización de los recursos destinados a la atención primaria y especializada
Centro de Inteligencia de la Fuerza Laboral, Centre for Workforce Intelligence	Creado por el Departamento de Salud del NHS, con el fin de incrementar la eficiencia y la operatividad de sus empleados. Se centra en 3 actividades • Soporte al Liderazgo • Proporcionar información sobre mano de obra que permita de manera sólida, fundamentar las decisiones del NHS • Proporcionar apoyo, recursos y mejores prácticas para mejorar la eficacia de la planificación de la fuerza laboral	• Estructura integrada • Políticas sindicales	

NHS	Estrategias	KP	Estrategias
		Área de competencia: Gerencia de la Utilización	
Revisión de Utilización / *Utilization Review*. Se implementó por el NHS a partir del 2006, en los hospitales del East Midlands a fin de evaluar si la organización utiliza sus recursos de forma adecuada para proporcionar la mejor atención posible, y si los pacientes reciben la atención apropiada, en el lugar correcto y en el momento oportuno	• Comparación constante entre el cuidado prestado, con las mejores prácticas • Construcción de imágenes sobre el tipo de pacientes atendidos en cada servicio • Sistema informático para identificar áreas en las que se brinda excelente atención y otras que requieran mejoras • Centralización de la procura de la procura a través del • Las nuevas tecnologías, que son uno de los elementos más costosos, son evaluadas a través del Instituto Nacional de Salud y Excelencia Clínica (NICE) • Benchmarking	El Programa de Gestión de Utilización fue diseñado para monitorear, evaluar y orientar la toma de decisiones sobre el costo y la calidad de los servicios de salud prestados a todos los miembros y afiliados. Revisión de Utilización - *Utilization Review*. Incluye equipos de expertos para la mejora clínica. Creación de comités en soporte del Programa	• Coordinación de la atención • Directrices de desarrollo e implementación • Mecanismos de retroalimentación para médicos y personal especializado • Estudios prospectivos, y revisiones retrospectivas de la necesidad médica para servicios específicos • Nuevas tecnologías de evaluación
Comparte la misma concepción que KP, debido a que desarrollaron su modelo basados en ellos	Gestión de Casos comprende • Selección de casos • Evaluación • Plan de atención personalizado • Intervención • Revisión continua Matronas Comunitarias Modelos Predictivos combinados PARR PARR+	Gestión de casos Los elementos individuales del modelo de Gestión de Casos son los siguientes: • Manejo de Casos. Identificación de los usuarios de muy alta intensidad • Manejo de la Enfermedad. • Soporte para auto-cuidado. Apoya la autogestión del 70%-80% de las personas con enfermedades crónicas cuyos síntomas son estables. Colabora con los pacientes y sus cuidadores para desarrollar los conocimientos, habilidades y confianza para cuidar de sí mismos y tratar su enfermedad con eficacia	• Educación del paciente. Información y materiales relacionados en el sitio web • Rediseño constante de los procesos de Gestión, desarrollo de pautas formales para cuidados integrados, reducción de referencias inapropiadas a los servicios. • Planificación y desarrollo de la fuerza de trabajo. Clarificación de roles y responsabilidades. Desarrollo de líderes clínicos • Sistemas de información clínica. • estratificación de riesgo para asegurar la provisión adecuada para los diferentes niveles de riesgo dentro de la población • Gestión del Conocimiento. Base de Datos de pruebas clínicas, Asociaciones entre organizaciones y médicos y gerentes

NHS	Estrategias	KP	Estrategias
	Gestión de Enfermedades		
Gestión de Enfermedades crónicas: considera a los pacientes como entidades que experimentan el curso clínico de una enfermedad, en lugar de verlos como una serie de episodios aislados. Una combinación en cuanto a la educación del paciente, guías prácticas, consultas apropiadas, y suministros de medicamentos y servicios plenamente coordinados, conforman la esencia de la Gestión de la Enfermedad	• Uso de sistemas de información para acceder a los datos clave sobre los individuos y las poblaciones • Identificación oportuna de pacientes con enfermedades crónicas • Estratificación de los pacientes según el riesgo. • Participación de los pacientes en su propio cuidado • Coordinación de la atención (a través de gerentes de caso) • Participación de equipos multidisciplinarios • Integración de conocimientos especializados y generalistas • Integración de la atención a través de fronteras organizacionales, a objeto de minimizar consultas e ingresos innecesarios a los hospitales. • Provisión de cuidados fuera del hospital	La estrategia clasifica a los pacientes de acuerdo con el nivel de atención que requieren: bajo, moderado o alto.	• Tratamiento de pacientes con enfermedades crónicas: El médico se reúne semanalmente con su personal y revisa una lista generada por computadora de 10 a 20 pacientes que no están logrando los objetivos del tratamiento. Seguidamente gira instrucciones específicas para el tratamiento de cada paciente, tales como el aumento de las dosis de medicamentos o nuevas pruebas a efectuar. El asistente médico o enfermera, contacta al paciente y le transmite dichas instrucciones. • Intervenciones educación para facilitar el auto-cuidado, la titulación de los medicamentos de acuerdo con protocolos específicos, y referencias a sesiones educativas (para dejar de fumar, o procurarse una alimentación balanceada, por ejemplo). El objetivo es llevar a los pacientes nuevamente al nivel 1. • Integración de la Salud Mental y la Atención Primaria

NHS Estrategias	KP Estrategias
Área de competencia: Gerencia del Acceso	

NHS	KP
La estrategia propuesta por el *NHS Institute for Innovation and Improvement*, se denomina: Sistema de acceso avanzado, y consiste en comprender y gestionar correctamente el flujo de pacientes. Se sabe que existe el potencial para implementar exitosamente dicho modelo en todo el NHS	El Plan de Acceso de Kaiser Permanente (KP) se compone de tres documentos principales: el Plan de Negocios, que incorpora la planificación a largo plazo de la prestación de servicios; el Plan Capital, que se traduce en la planificación de la prestación de servicios en proyectos de capital, y el Plan Integrado de Capacidad ambulatoria, lo que proporciona detalles por áreas de servicio. Además existen modelos de documentos referentes a la planificación y previsiones sobre demandas de servicios en cada oficina médica

Estrategias (NHS)	Estrategias (KP)
a. Comprender el sistema • Entender la demanda y la capacidad del sistema a nivel macro y el impacto que los diferentes flujos tienen entre ellos • Determinar las rutas de los pacientes a través de los procesos clínicos b. Simplificar los procesos • Reducir el número de pasos a seguir • Reducir el número de colas en los cuellos de botella durante cada proceso c. Controlar la variación. Identificar a los pacientes con características de flujo similares y separar dichos flujos cuando sea necesario (segmentación) d. Reducir la variación • Medir la demanda y la capacidad continua en el tiempo • Comprender las causas de variación que afectan a la demanda y la capacidad del sistema e. Hacer que el sistema sea seguro tanto para los pacientes y el personal • Establecer la capacidad apropiada para tener en cuenta las variaciones y minimizar el retraso para todos los pacientes • Seguimiento de la variación usando análisis estadístico de procesos • Establecer métodos de control y comunicarlos a todo el personal	Acceso inmediato. • Los pacientes tienen un médico personal de atención primaria, al cual pueden acceder directamente • La alta calidad en el servicio es una prioridad • Teleservice Asociación e integración Reconocimiento al desempeño Relación ética con los sindicatos Atención culturalmente competente. El Instituto de Atención Culturalmente Competente *Institute for Culturally Competent Care*, desarrolla herramientas, capacitación y recursos educativos • 9 Centros de Excelencia en Atención Culturalmente Competente *Centers of Excellence in Culturally Competent Care*, en varias regiones, atiende diversos grupos poblacionales (afroamericanos, armenios, latinos, personas con discapacidad y mujeres.) • Centros médicos que ofrecen módulos de atención culturalmente-específicos (chino, español / hispano y vietnamita) • Equipos de atención bilingüe orientados al cumplimiento y respecto de sus normas socio-culturales.

NHS	Estrategias	KP	Estrategias
		Área de competencia: Gerencia del Conocimiento	
Gestión del Conocimiento Obedece a dos enfoques • Conservación de la Memoria Corporativa • Adquisición de conocimiento relevante	• Gerencia del Conocimiento durante el cambio • Transferencia eficaz de la memoria corporativa • El Equipo de Gestión del Conocimiento (DHD) • Desarrollo de Capacidades Informáticas • Historial clínico electrónico • Informática de la Salud • Incorporación de la informática en la educación clínica • Desarrollo de sistemas clínicos • e-Learning • esalud • GP2GP (transferencia electrónica de registros entre las prácticas) • choose and book (escoja y fije una cita)	• Gerencia de la transición. Ofrece un programa de coordinación de la atención telefónica para mejorar el seguimiento de los pacientes dados de alta hospitalaria • Sistema de alerta farmacológico computarizado. El cual reduce el riesgo relativo de la dispensación de medicamentos potencialmente inapropiados en un 16% entre pacientes de edad avanzada • Trabajo en equipo de alto valor. Un equipo multidisciplinario crea conexiones orgánicas entre los médicos, donde la cultura organizacional actúa como eje integrador • Aprendizaje colaborativo para promover el alto rendimiento y la prevención de eventos adversos	• E-comunicación • Health Connect • Instituto de Gestión para la Atención Médica • Centro de Evaluación e innovación. Promueve el aprendizaje transversal entre regiones y centros, a través del "Permanente Journal" • Entrega de premios anuales para la innovación, y la organización de colaboraciones y talleres • Instituto de Gerencia de Atención. Promotor de la Evidencia • Centro de innovación de Garfield, un laboratorio de aprendizaje de 37 mil metros cuadrados, que soporta la simulación, la creación de prototipos, y la evaluación de innovaciones que apuntan hacia el mejoramiento de la atención sanitaria • Enfoque múltiple para la divulgación de errores médicos: equipos de gestión situacional • Presencia del ombudsman

NHS	Estrategias	KP	Estrategias
		Gerencia de la Evidencia	
Se puso en marcha en 2009 para gestionar la difusión del conocimiento. Su introducción ha asegurado que quienes trabajan en la atención sanitaria y social tiene libre acceso a información de calidad, y a las mejores prácticas necesarias para la toma de decisiones a través de la evidencia, de forma rápida y sencilla	• Repositorio de evidencia • Colecciones especializadas • Barra de búsqueda de evidencia para Intranet o sitio web. • Los tipos de recursos disponibles incluyen directrices, información sobre drogas, investigación primaria y resúmenes clínicos. Además, los titulares pueden obtener libre acceso a bases de datos de pruebas, libros electrónicos, publicaciones científicas y revistas arbitradas.	Sus directrices nacionales se desarrollan con una rigurosa metodología basada en la evidencia, que incluye 5 pasos: formulación del problema, búsqueda de evidencias, resumen (tablas de evidencia), análisis lógico y recomendaciones. La metodología requerida por KP para producir evidencia es guiada por la National Guideline Directors, la cual incluye médicos líderes para cada región. Los Guideline Development Teams (GDT, por sus siglas en inglés) se componen por miembros de las ocho regiones que representan a todas las profesiones y especialidades médicas	• Instituto de Gerencia de Atención - Promotor de la Evidencia: convoca grupos de trabajo interregionales, formados por expertos clínicos para desarrollar por medio de una Metodología Común, guías basadas en evidencia. Las cuales se difunden a través del EHR KP, como organización tiene sus propios sistemas de atención, formularios, y estructuras de costos, (actores importantes a tener en cuenta al desarrollar las recomendaciones nacionales de referencia) y la capacidad de generar sus propias directrices y lineamientos proporciona consistencia
		Organización que aprende	
La Gestión de Riesgos se ha convertido en un aspecto dominante de la filosofía de gestión del NHS. Para minimizar los riesgos clínicos y organizacionales, el NHS ha decidido convertirse en una "organización con memoria", minimizando los errores presentes y aprendiendo de los errores del pasado	• Liderazgo • Maximización de la competencia individual • Programa Anual de Desarrollo Profesional • Visión cohesiva	La estrategia de los "Bloques de construcción" "Building blocks", se inició en el 2006, cuando KP se fijó como meta ofrecer la mejor atención posible, al mejor precio	• Compartir en tiempo real datos significativos para el rendimiento • Capacitación formal en la metodología de resolución de problemas • Participación y compromiso de la fuerza de trabajo en el intercambio de conocimiento • Estructuras de liderazgo, creencias y comportamientos • Benchmarking interno y externo • Intercambio efectivo de conocimiento

Estrategias que enfrentan varios objetivos a la vez

NHS	Gerencia de la Calidad	Gerencia de Procesos	Gerencia de la Utilización	Gerencia del Acceso*	Gerencia del Conocimiento	Gerencia de la Sostenibilidad
Inteligencia de la Fuerza Laboral	X	X		X		
Gestión de casos			X	X		
La colección. Calidad, Innovación, Productividad y Prevención, de las mejores prácticas gerenciales en el área de la Gestión del Conocimiento	X				X	
Normas de calidad NICE (National Institute for Health and Clinical Excellence)	X				X	X
Publicación de Estándares de calidad	X				X	
Revisión de Utilización / Utilization Review	X		X			
Gestión de Enfermedades crónicas		X		X		X
Innovación y mejoramiento		X		X		X
Gestión del Conocimiento	X				X	X

KP	Gerencia de la Calidad	Gerencia de Procesos	Gerencia de la Utilización	Gerencia del Acceso*	Gerencia del Conocimiento	Gerencia de la Sostenibilidad
Procesos de clasificación y Revisión de Uso	X	X	X	X		
Generación de normativas procedimentales	X	X	X	X	X	X
Desarrollo de directrices para el ordenamiento de pruebas y productos	X		X	X	X	
Gestión de casos		X	X	X	X	
Mecanismos de retroalimentación para médicos y personal especializado					X	
Políticas generales de responsabilidad por la poca, mucha o mala utilización de los recursos destinados a la atención primaria y especializada		X	X	X		
Manejo de la Enfermedad		X	X	X		
Atención culturalmente competente				X		
Asociación e Integración				X		X
Teleservicio				X	X	
E-comunicación Health Connect				X	X	
Evaluación e Innovación	X	X		X	X	X

Contraposiciones entre ambos sistemas

Existe una marcada diferencia, entre la manera como es percibida la Gerencia de Salud entre la cultura del Reino Unido y los Estados Unidos, signada por los valores culturales da cada Nación. Mientras en el primer país, la praxis médica es considerada un derecho natural cada ciudadano inglés, en los Estados Unidos tiene una concepción individual, donde a excepción de los ancianos, sólo disfruta de la salud quien puede pagar por ella.

Otra diferencia de percepción surge del propio lenguaje donde se observa la existencia de un marcado rechazo por parte de algunos doctores ingleses a aceptar la aplicación de terminología propia del área empresarial al área médica, incluyendo vocablos como mercado, negocio, etc. A manera de ejemplo, citamos al Dr. Walter W Holland[1] , cuando se le pregunta sobre las medidas que, desde el punto de vista gerencial, el NHS ha tomado con respecto a los posibles cambios que el Sistema podría experimentar de aprobarse la reforma de salud:

> No podemos ver el sistema de salud como un sistema gerencial diferenciado. Los gerentes tienen muy poco que ver con la prestación del servicio médico en sí. El rol de los gerentes es y debe ser el proveer las facilidades para que el servicio se preste de la manera adecuada. Los gerentes no están a cargo, son los doctores quienes están a cargo. Debemos recordar que el 90% de las interacciones y los contactos son entre individuos y doctores practicantes. Los hospitales son una parte muy pequeña de ese sistema de salud. Hay un rol muy importante de la salud pública en cuanto al mejoramiento de la salud. Los más importantes avances en el área de la salud, se han fundamentado en adelantos ambientales y sociales, no dependen únicamente de las medidas que tome o deje de tomar el NHS (Holland, 2011).

Perspectivas

Kaiser Permanente ilustra cómo a través del prepago, un grupo integrado por varias especialidades puede manejar la salud de la población a través de la confluencia de la estructura organizacional en cuanto a apoyo, misión, liderazgo y cultura organizacional. A pesar de que Kaiser Permanente agrupa realmente tres entidades cooperativas diferentes que se dedican a la toma de decisiones compartidas, y que funcionan como un todo integrado, desde el exterior se percibe como una sola organización. Esta mutua interdependencia significa que ni el grupo médico, ni el plan de salud pueden darse el lujo de permitir que el otro falle. Cada uno debe hacer lo posible para de manera concatenada mantener la confianza del paciente y la calidad de la atención, mientras que al mismo tiempo cumplen con la responsabilidad fiscal respondiendo a las demandas del mercado.

La coordinación de la atención se ve reforzada por la combinación de un equipo interdisciplinario y un sistema de información común que permite compartir información sin problemas a través del espacio. La alineación de incentivos y la rendición de cuentas parecen reducir la tensión interna entre las disciplinas clínicas que interactúan en el grupo médico permitiéndoles cooperar en el logro de los objetivos comunes, como la implementación de estrategias orientadas a la disminución de costos, el incremento de la eficiencia y el uso de imaginería radiológica. En un informe reciente sobre del proceso de adopción de EHR por Kaiser Permanente, Charles Kenney, ex periodista del Boston Globe, explora en su Best Seller "The Best Practice" (La Mejor Práctica) cómo el movimiento de la calidad en la atención de la salud evolucionó a partir de un factor que rara vez se considera importante de la industria: la participación de los médicos en la selección del proveedor de tecnología, lo cual considera fundamental para una estrategia de implementación exitosa. En su libro, afirma que el elemento clave del

---

[1]   Del LSE Health and Social Care y Profesor Emeritus de la Universidad de Londres, en la Escuela de Economía.

éxito fue que KP construyó un sistema orientado hacia los médicos. El resultado final fue la adopción de un sistema que los médicos habían probado y con el cual se sentían identificados. (Kenney, 2009)

La adopción de tecnologías de la información conlleva ventajas y desventajas. Mientras que un HME bien aplicado mejora la habilidad para ofrecer medicina de alta calidad y satisfacer las necesidades tanto de los médicos como de los pacientes, también es cierto que se requiere más tiempo, esfuerzo, coordinación y auditoria para recolectar la información necesaria y utilizarla posteriormente. También es necesario personal especialmente entrenado para su gestión y manejo. Del mismo modo, mantener una mensajería segura con los pacientes, inicialmente puede aumentar la carga de trabajo de los médicos, pero con el tiempo tiende a reducir las visitas a los consultorios.

El modelo innovador de Kaiser Permanente puede generar polémica, ya que desafía las normas tradicionales, aunque el resultado es marcadamente positivo. Durante los primeros años de la organización, la comunidad médica se opuso la práctica de prepago, percibiéndolo como una amenaza a la medicina tradicional. Cuando a los médicos de KP se les negaron privilegios en los hospitales de la comunidad, KP construyó los suyos propios. Este enfoque se convirtió en una ventaja para la organización, permitiéndoles controlar sus recursos y lograr resultados consistentes entre las diferentes áreas de servicio.

El modelo Kaiser ha sido exportado desde California hasta otras regiones fuera del Estado, donde la integración plena no existía y se dificultaba debido a que en ellos, KP no poseía hospitales propios. Además, la carencia de enlaces electrónicos supuso mayores barreras para el flujo informativo. La solución temporal ha sido desarrollar buenas relaciones de trabajo con los hospitales contratados para facilitar la Gestión de la Atención.

Kaiser Permanente no se contenta con pagar los respectivos salarios y esperar que ello produzca mejores resultados. (Ross, 2011) Kaiser CEO George Halvorson afirma que la Gestión de la Cultura es un elemento clave en la producción de grupos de alto rendimiento, y para reforzar sus palabras cita los cambios efectuados en 1990, como una prueba de que la cultura organizacional se puede cambiar a fin de enfatizar los valores fundamentales, como por ejemplo el uso de la evidencia clínica en el tratamiento de los pacientes. (Halvorson, 2009) La líder médico Sharon Levine lo expresó de esta manera:

> El 30% de la gerencia es ciencia: identificar lo que hay que hacer. El 70% es sociología: hacer que las cosas pasen, y hacer que las cosas correctas sean fáciles de hacer. (Levine, 2007)

Si bien existe una gran expectativa por el seguimiento de las normas clínicas, los médicos gozan de mayor autonomía en las cuestiones operativas, como por ejemplo decidir si efectuaran consultas por teléfono o visitas en grupo con sus pacientes.

En las conversaciones informales efectuadas por la investigadora durante las investigaciones de campo, tanto médicos como el personal mostraron gran optimismo y orgullo a propósito de su práctica clínica y en cuanto al trabajo de la organización. Describieron una cultura en la que todos esperan mejorar continuamente su desempeño. Suponiendo que esta actitud está muy extendida dentro de la fuerza de trabajo, la organización parece engendrar un valioso compromiso con su misión. La evidencia para apoyar esta observación incluye la baja tasa de rotación entre los médicos (4%-5% durante los primeros tres años después de la contratación y menos de 1,5% a partir de entonces) y los resultados de encuestas que indican un sostenido incremento en cuanto a su satisfacción durante los últimos años. En una encuesta efectuada en el 2011 (J.D. Power's employer satisfaction study for health plans), KP obtuvo 671 de 714 puntos en lo que respecta a satisfacción de su personal. (J.D. Power and Associates, 2011)

La experiencia de Kaiser Permanente también sugiere que, por sí solo, el prepago no es suficiente para lograr mayor rendimiento, si no está acompañado de políticas de transparencia y responsabilidad, y sin la presión natural del mercado. Hasta la década de 1990, Kaiser Permanente disfrutó de una ventaja de 15-20% de los precios en el mercado de seguros, debido a los principios de su modelo, pero mediante la emulación y la adaptación de sus estrategias, sus competidores aprendieron a obtener ganancias similares. Las pérdidas financieras sufridas a finales de 1990, junto con la llegada de los informes de ejecución pública en combinación con las críticas internas sobre su rendimiento, permitieron reimpulsar su modelo hacia nuevos estándares de innovación y calidad.

Hoy en día, el plan busca diferenciarse ofreciendo un precio competitivo en el mercado, y manteniendo un constante balance costo-calidad y una tendencia de crecimiento de alrededor del 6% anual, durante los últimos 10 años, aunque las primas han aumentado levemente para financiar mejoras de infraestructura a fin de poder brindar mayor valor a través del tiempo.

KP ha invertido $ 4 mil millones en HealthConnect e invierte alrededor del 3% de sus ingresos anuales de su presupuesto en tecnología de la información. Si bien su uso ha traído grandes beneficios, también requirió una cuota de sacrificio. Durante la adopción del EHR (Electronic health records) fue necesaria la capacitación del personal, lo que supuso una pérdida temporal de productividad.

George Halvorson, CEO DE KP, resume la actual estrategia de Kaiser Permanente, en las siguientes prácticas, las cuales recomienda sean englobadas en un programa general (Halvorson, 2009):

• Centrar la atención en las condiciones más importantes que impulsan los costos generales;

• Proporcionar herramientas orientadas a objetivos concretos a fin de analizar datos poblacionales, identificando proactivamente a los pacientes que necesitan de intervención y apoyar las mejoras sistemáticas del proceso.

• Crear una cultura en la que pacientes y profesionales colaboren para mejorar la salud.

El modelo de Kaiser Permanente ha evolucionado durante siete décadas, pero puede que no sea fácil de reproducir en la actualidad. Durante los años 1980 y 1990, la Organización intentó expandirse a nuevas regiones, pero sólo en dos (Georgia y el Atlántico Medio) tuvo éxito. Los investigadores que estudiaron la experiencia de Carolina del Norte encontraron que una combinación de factores políticos, económicos, y organizacionales contribuyeron al fracaso del plan de ese estado. La conclusión fue que la adecuación del modelo en nuevos mercados requiere de una "coyuntura de apoyo", que reúne condiciones muy particulares como la obtención de una masa crítica de miembros que soporten la prestación de una gama completa de servicios que pueden internalizarse dentro de los grupos multidisciplinarios que interactúan internamente.

Sea o no que el modelo de Kaiser Permanente sea "reproducible" en su totalidad, ofrece una valiosa fuente de inspiración y su experiencia es un "laboratorio de aprendizaje" para el desarrollo de estrategias, técnicas e innovaciones susceptibles de transferirse a otros contextos, no sólo a grupos multidisciplinarios, sino a prácticas tradicionales. Por ejemplo, muchas de las prácticas médicas y organizaciones de USA han adoptado el modelo de "Advanced Access" para la programación de citas, impulsado por Mark Murray, MD, y Tantau Catalina, RN, principales líderes de los equipos de atención en la clínica de Kaiser Permanente en Sacramento, California (Halvorson, 2009).

KP es un sistema con mayor rendimiento que muchos otros proveedores de salud. Hacen un mejor trabajo en términos de ofrecer un mejor servicio a menor costo; los demás centros tienen mucho que aprender de ellos. Sin embargo nos preguntamos ¿por qué no todo el mundo está tratando de ser como ellos? La respuesta es porque no lo necesitan. Financieramente hablando, pueden seguir siendo exitosos, sin hacer todo lo que KP hace para poder ofrecer un mejor servicio. Yo desearía que existieran más organizaciones como KP, pero la realidad es que las demás no necesitan invertir constantemente en tecnología, y hacer todos esos esfuerzos para ofrecer un servicio de calidad superior. (Kominski, 2011)

Algunas de las innovaciones arraigadas en el contexto de KP, tal vez sólo funcionen para ellos. Por ejemplo, los contactos y citas por Internet, pueden no funcionar en prácticas médicas por honorarios, los cuales prefieren maximizar los encuentros físicos, pero puede resultar atractivo a otros que utilicen planes de pago o reciben recompensas por prácticas eficientes. Limitaciones legales también influyen en la adaptabilidad del sistema por otras organizaciones.

Resulta curioso, pero parte de su éxito se debe a que son un sistema cerrado, y sin embargo, no tienen todavía más éxito por la misma razón, ya que muchos pacientes y doctores no quieren formar parte de un sistema cerrado. Si lograsen mantener sus características en cuanto a coordinación y calidad de servicio ofreciendo un sistema abierto, podrían tal vez convertirse en una alternativa a lo que las demás organizaciones podrían hacer. Por ejemplo, hay a quienes no les gusta pensar que sólo van a ser capaces de ir a un hospital de KP, o un doctor de KP.

Actualmente contamos con la tecnología, pero todavía existen barreras legales, por ejemplo en lo referente al acceso a información personal en el área de la salud, que no nos permite compartir la información de la misma manera que un sistema cerrado como KP puede hacerlo. Si lográsemos encontrar una manera de producir y compartir la formación tal y como KP lo hace, podríamos mantener gran parte de las ventajas y beneficios que ellos ofrecen, sin limitar el acceso de los pacientes a ciertos doctores u hospitales. (Kominski, 2011)

CONCLUSIONES

A la luz de la Teoría de la Complejidad, el debate y la acción política, basados en datos sobre tendencias, modelos y resultados alternativos pueden definir cambios positivos, nuevas posibilidades y cursos de acción que a veces no se refieren exclusivamente al sistema local, sino a otros más amplios. El estudio de sistemas y modelos externos puede ayudar a comprender la amplia gama de posibilidades existentes, y contribuir a definir alternativas para la trabajar diferentes aspectos de un sistema de salud determinado.

El aporte principal de este trabajo está en la investigación efectuada para recopilar, analizar y finalmente divulgar las estrategias que llevaron a Kaiser Permanente a ser una organización que aprende, mejorando sus procesos, con el fin de perdurar y crecer en un entorno altamente competitivo. Concepto que fue comprendido y adoptado por el National Healthcare System, que lo ha ido desarrollando en la medida de sus posibilidades, considerándolo un elemento central para la prestación de un mejor servicio. Resulta interesante que pese a las notorias diferencias culturales y disímiles entornos socioeconómicos, ambas organizaciones han implementado estrategias parecidas, logrando resultados análogos.

Se observa en todo caso una coherencia en la visión, desarrollo e implementación de estrategias con enfoque integrador y visión holística, procesos y subprocesos flexibles, enfocados en el elemento humano, con el soporte y uso de la tecnología, pero no al oposito; donde destacan las relaciones sinérgicas entre los diferentes elementos que conforman la organización, establecidas a través de patrones semi-estructurados (equipos de trabajo auto-organizados y comités) en vez de simples componentes jerárquicos. Ambos métodos otorgan principal importancia a garantizar el flujo informativo entre los diferentes niveles, incorporando a los procesos el feeddback de los usuarios finales (pacientes y empleados). Con ello lo que buscan es la optimización de la comunicación, a fin de generar conocimiento que pueda ser aprovechado por la organización en pleno, por la sociedad y el mundo. A lo largo del proceso, la Gerencia de la Evidencia juega un papel importante facilitando la toma de decisiones médicas y mejorando los resultados finales. KP y NHS comparten versiones de dicha evidencia con sus afiliados, permitiéndoles auto atenderse y auto curarse, gerenciando sus propias enfermedades.

Lejos de ser un hecho fortuito, la gerencia por evidencia implica una planificación absoluta de los procesos de recolección, clasificación, almacenamiento y distribución de la evidencia; todo lo cual debido a la naturaleza de la data está sujeto a actualizaciones y cambios. Y es que las estrategias analizadas en este estudio corresponden a una dinámica donde lo único permanente es el cambio. De hecho, más en KP que en el NHS, debido a su concepción de organización "cerrada" de tipo cooperativista, existe paradójicamente una mayor apertura para la implementación de cambios, que a veces se suceden vertiginosamente. Como parte de sus respectivos sistemas, ambas organizaciones motorizan las comunicaciones con su entorno, manteniendo fuertes lazos con los distintos actores sociales, participando en la discusión y generación de políticas, nutriendo el ámbito educativo, y forjando respuestas conjuntas a las necesidades de la comunidad. Su colaboración se extrapola al ámbito internacional, al compartir conocimientos con organizaciones similares.

En la actualidad, varias organizaciones de salud alrededor del Orbe tratan aplicar las experiencias de KP en sus respectivos sistemas. Entre sus prácticas gerenciales más admiradas se encuentran, su sistema de información integral HealthConnect, su Gerencia del Conocimiento y la Gestión de Enfermedades Crónicas. Investigaciones comparativas entre los costos operativos de KP y el NHS muestran que los costos per cápita de ambos sistemas (tomando en cuenta las diferencias en los beneficios, actividades especiales, características de la población y el medio ambiente) fueron similares (dentro de un 10%), concluyendo que KP ha logrado un mayor y mejor rendimiento al mismo costo que el NHS, debido a la integración de todo su sistema, la Gerencia de Uso eficiente, los beneficios de la competencia (libre mercado) y una mayor y juiciosa inversión en tecnología de la información.

Finalmente, un nuevo panorama se abre con las reformas de salud, mientras KP se beneficia con la reforma parcial adelantada por la administración de B. Obama, en el Reino Unido, la fuerte crisis financiera y la consecuente reducción de personal, ha suscitado un choque que de por si socava el apoyo hacia cambios organizacionales necesarios para crear o mantener una organización de aprendizaje. Para muchos en el NHS, una combinación de cargas de trabajo crecientes, aunado a un mayor control central, reduciría sus oportunidades para la experimentación, el espacio para iniciativas y el automejoramiento. La educación, la formación y los incentivos profesionales, fueron las primeras víctimas de las restricciones financieras efectuadas entre el 2005-2006; y hay quienes tienen el temor bien fundamentado de que con una nueva reforma, algo similar vuelva a suceder.

Se piensa que el desarrollo de una cultura de aprendizaje en el NHS sólo sería posible si se contase con el dinero suficiente para garantizar su desarrollo de forma coherente. Lo contrario ocurre en la actualidad: el cambio estructural y la turbulencia sistémica, aunados a la ciega y desesperada persecución de objetivos a corto plazo, están colocando las posibilidades de crear una organización que aprende, fuera de las prioridades de la misma.

REFERENCIAS BIBLIOGRÁFICAS

About Complex Systems. (2011). Retrieved diciembre 15, 2011, from New England Complex Systems Institute: http://www.necsi.edu/guide/study.html

AHRQ Health Care Innovations Exchange. (2008, October). PostDischarge Telephone Follow-Up with Chronic Disease Patients Reduces Hospitalizations, Emergency. Agency for Healthcare Research and Quality, US Department for Health and Human Services. Rockville, MD, USA: AHRQ.

Albert J. Mills. Saint Mary's University, H. N., Durepos, G., & Wiebe, E. (Eds.). (2010). Encyclopedia of case study research (Vol. 1). Thousand Oaks, California, USA: SAGE Publications, Inc.

American Nurses Association, Nurses' Associated Alumnae of the United States, American Society of Superintendents of Training Schools for Nurses, National League of Nursing Education (U.S.). (1909). The American journal of nursing. The American journal of nursing, 9(American Nurses Association, Nurses' Associated Alumnae of the United States, American Society of Superintendents of Training Schools for Nurses, National League of Nursing Education (U.S.)).

Anastas, J. W. (1999). Research design for social work and the human services. New York, New York, USA: Columbia University Press.

ASHRM ((American Society for Healthcare Risk Management). (2010). ASHRM 2010 Health Reform Summary of Key Provisions. USA: ASHRM (American Society for Healthcare Risk Management).

Audi, T. y. (2010, Diciembre 10). Assembling the Global Baby. (Wall Street Journal) Retrieved Marzo 21, 2011, from online.wsj.com: http://online.wsj.com/article/SB10001424052748703493504576007774155273928.html

Auerbach, C. F. (2003). Qualitative data : an introduction to coding and analysis. New York, NY, USA: New York University Press books.

Ayres, L. K. (2003). Within-Case and Across-Case Approaches to Qualitative Data Analysis. Qualitative Health Research, 13: 871.

Bali, R. (2010). Knowledge Management for Healthcare. (J. H. Michael Christopher Gibbons, Ed.) Baltimore, Maryland, USA: Springer Science+Business Media, LLC.

Bali, R. K. (Ed.). (2007). Knowledge Management for Healthcare. New York, NY, USA: Springer Science+Business Media, LLC.

Bali, R. K. (2007). Knowledge Management: Issues, Advances, and Successes. New York, NY, UK:

SpringerScience+Business Media, LLC.

Becerril, B. A.-L.-J. (2011, Enero). Sistema de salud de Venezuela. Salud Publica, 53, 2:S275-S286.

Boyle, S. (2008). The UK Health Care System.

Boyle, S. (2011). Entrevista. (L. Nesterovsky, Interviewer) Londres, UK.

Bradley, E. H. (2010). Developing strategies for improving health care delivery. Guide to Concepts, Determinants, Measurement, and Intervention Design. Health, Nutrition, and Population Family (HNP) of the World Bank's Human Development Network. Washington, DC: The International Bank for Reconstruction and Development / The World Bank.

Brunt, B. (2008). Evidence-Based Competency Management for the Emergency Department (2da ed.). Marblehead, MA, USA: HCPro, Inc.

Buff, S. (2010). Health care providers. New York, NY, USA: Infobase Publishing, Inc.

Carayon, P. (2011). Handbook of Human Factors and Ergonomics in Health Care and Patient Safety, Second Edition (Vol. 2nd edition). Boca Raton, FL, USA: CRC Press Taylos & Francis Group.

Centers for Disease Control and Prevention (CDC). (2012). Behavioral Risk Factor Surveillance System Survey Data. . Department of Health and Human Services . Atlanta, Georgia: U.S. : Department of Health and Human Services .

Centre for Workforce Intelligence . (2012). About Us. Retrieved 04 02, 2012, from Centre for Workforce Intelligence : http://www.cfwi.org.uk/about

Che, M. B. (2005). Fragile Fracture Care Management Program. The Permanente Journal, 9, 13-15.

Coffey, T. (2007). Long term-conditions Workstream. London.

Crane, R. M. (2010). Introduction to Kaiser Permanente. In K. P. Policy (Ed.). Ca, USA: Kaiser Permanente.

Creswell, J. W. (2006). Qualitative Inquiry and Research Design: Choosing among Five Traditions (2 da ed.). Ca, USA: Sage Publications, Inc.

Crisp, N. (2010, 01 21). Turning the World Upside Down: The Search for Global Health in the 21st Century. (P. Clark, Interviewer) Aspen Global Health and Development.

Daft, R. L. (2012). Organization Theory and Design (10 ed.). US: Cengage Learning EMEA.

Darlington, Y. D. (2002). Qualitative research in practice: tories from the Field (1 ra ed.). USA: Open University Press.

Dávila, E. (2008, 07). Medicina privada ¿un negocio poco lucrativo? VenEconomía Mensual, 25 No 10.

Davis, K. (2010). 2010 Annual Report President's Message, Realizing the Potential of Health Reform. USA: The Commonwealth Fund.

Davis, K. K. (December 2009). The Costs of Failure: Economic Consequences of Failure to Enact Nixon, Carter, and Clinton Health Reforms. Retrieved marzo 13, 2011, from The Commonwealth Fund

Blog: http://www.commonwealthfund.org/Content/Blog/The-Costs-of-Failure.aspx#citation

Department of Health . (2002). Making Information Count: A Human Resources Strategy for Health Informatics Professionals . London: NHS DH.

Department of Health. (2012). Equity and excellence: Liberating the NHS. London: NHS.

DiFelice, K. (2011, 09 02). Ley Orgánica de Ciencia Tecnología e Innovación . Retrieved 04 04, 2012, from Aplicación de Sinapsis en Telesalud fortalecerá la atención primaria especializada en zonas rurales: http://www.locti.co.ve/inicio/noticias-software-libre/2870-aplicaci%C3%B3n-de-sinapsis-en-telesalud-fortalecer%C3%A1-la-atenci%C3%B3n-primaria-especializada-en-zonas-rurales.html

Donald, N. (2010). Systems Thinking, Complexity Theory and Transnational Management. Otago Management Graduate Review, Volume 8, 1-12.

Douglas, M. (1985). Measuring Culture: A Paradigm for the Analysis of Social Organization. New York: Columbia University Press.

Dowling B, S. R. (2006). Accountability in primary care: the influence of governance structure. (D. H. Tavakoli M, Ed.) In Reforming Health Systems: Analysis and Evidence.

Dunn, R. (2006). Haimann's healthcare management (8th ed. ed.). (J. Davis, Ed.) Chicago, IL, USA: Health Administration Press.

East Midlands Procurement and Commissioning Transformation (EMPACT). (2010). Utilization Review. Derbyshire: EMPACT.

Edwards, E. (2007). Case-Based Versus Variable-Based Methods: Methodological Challenges for the Twenty First Century. In U. o. Manchester (Ed.), ESRC Research Programme:. Manchester, UK: University of Manchester.

El Morry, y. J. (2009). Knowledge Management in Health care . York: York University.

Fried, B. J. (Ed.). (2008). Human resources in healthcare: managing for success (3 ra ed.). Chicago, IL, USA: Foundation of the American College of Healthcare Executives.

Funderburk, M. (2011). Organizational Culture from a Complex Dynamic Systems Perspective. System Models of Organizational Behavior, 46-89.

Gaines, D. y. (2008). Performance Consulting: A Practical Guide for HR and Learning Professionals. San Francisco, Ca, USA: Berrett-Koehler Publishers.

Gamalski, I. (2008). An evaluation of health research methodology in The Literature. Ypsilanti, Michigan, USA: Honr thesis Eastern Michigan University.

Garfield Innovation Center, Kaiser Permanente . (2010). Healthcare Innovation Center. Retrieved from Garfield Innovation Center: http://xnet.kp.org/innovationcenter/about/innovation_workshop.htm

Geoffrey Marczyk, D. D. (2006). Essentials of research design and methodology. Hoboken, New Jersey, USA: John Wiley & Sons, Inc.

Gibbons, M. C. (2005). A Historical Overview of Health Disparities and the Potential of eHealth

Solutions. Journal of Medical Internet Research .

Gillham, B. (2000). Case Study Research Methods (1 ed., Vol. 1). London: Real World Research.

Graebe, J. (2008). Knowledge Management Strategy. Heatherwood and Wexhan Park Hospitals .

Grant Makers Health. (2011). Preventios: Keystone in the Architecture of Health Reform. Grant Makers Health. Washington, DC: Grant Makers Health.

Greener, I. (2009). Healthcare in the UK: Understanding continuity and Change. Bristol, UK: The Policy Press, University of Bristol.

Hall, B. W. (2008). The New Human Capital Strategy: Improving the Value of Your Most Important Investment-- Year After Year. USA: AMACOM Div American Mgmt Assn.

Halvorson, G. (2009). Health Care Will Not Reform Itself: A User's Guide to Refocusing and Reforming American Health Care. Taylor and Francis.

Hancock, D. R. (2006). Doing case study research : a practical guide for beginning researchers (1 ra ed.). New York, NY, USA: Published by Teachers College Press.

Harris, M. G. (2005). Managing health services: concepts and practice. Elsevier Australia.

Haynes Sanstad, K. (2010). A Nation of Immigrants Revisited. Kaiser Permanente, Diversity. Northern CA: Kaiser Permanente.

Health Dialog. (2007). Combined Predictive Model. Cambridge: The King's Fund.

Health, S. o. (1998). A first class service: quality in the new NHS. London: Department of Health.

Helbing, D. S. (2011). How to Do Agent-Based Simulations in the Future: From Modeling Social Mechanisms to Emergent Phenomena and Interactive Systems Design. Santa Fe, Nuevo Mexico, USA: Santa Fe Institute.

Hernandez S., R. y. (2010). Metodología de la investigación (Vol. 5). Mexico: McGraw-Hill.

Holland, W. W. (2011, 06 04). Entrevista Dr Dr. Walter W Holland. (L. Nesterovsky, Interviewer) Londres, Reino Unido.

Horowitz, M. (2010). Health Care Management. NY: Fergusson Publishing.

Hutt, R. y. (2004). Case-managing Long-term Conditions . London: Kings Fund.

Imison, C. y. (2011). Commissioning for the future: Learning from a simulation of the health system in 2013/14. (C. Thomas-Varcoe, Ed.) London, UK: The King's Fund.

Informática Gestión XXI. (n.d.). Las noticias - Tecnologia. Retrieved 04 07, 2012, from Informática Gestión XXI: http://www.gestionxxi.com.ve/

International Encyclopedia of Public Health. (2008). International Encyclopedia of Public Health (1 ed.). (K. H. Stella Quah (Editor), Ed.) Academic Press.

J.D. Power and Associates. (2011). Account Servicing and Problem Resolution Matter More to Employer Satisfaction with Health Plans than Cost or Product Offerings. Retrieved 04 11, 2012, from J.D. Power and Associates : http://businesscenter.jdpower.com/news/pressrelease.aspx?ID=2011088

Janecka, I. P. (2009, enero). Is U.S. health care an appropriate system? A strategic perspective. Health Research Policy and Systems, 13.

Jennex, M. E. (2007). Knowledge Management in Modern Organizations. Hershey, Pensilvania: Idea Group Inc.

Jones, Robert y Fiona Jenkins. (2007). KEY TOPICS IN HEALTHCARE MANAGEMENT: understanding the big picture. (R. y. Jones, Ed.) London, UK: Radcliffe Publishing,.

Kaiser Permanente. (2011). Quality, Program Description. Oakland, CA, USA: Kaiser Permanente.

Kaiser Permanente. (2012). About Kaiser Permanente. Kaiser Permanente News Center. Oakland, CA, USA. Retrieved Marzo 18, 2012, from http://xnet.kp.org/newscenter/aboutkp/healthconnect/index.html

Kenney, C. (2009). The Best Practice: How the New Quality Movement is Transforming Medicine. USA: PublicAffairs.

Keslar, L. (2007). Care Across Cultures. Massachusetts General Hospital.

Kominski, G. F. (2011). Entrevista a Gerald F. Kominski, Ph.D. (L. Nesterovsky, Interviewer) Los Angeles, USA.

KP. (2012). Utilization Review–Kaiser Permanente Northwest. SF: Kaiser Permanente.

Lawton Robert Burns y Elizabeth H. Bradley, B. J. (2011). Shortell and Kaluzny's Healthcare Management: Organization Design and Behavior. Independence, KY, USA: Cengage Learning.

Lebci, R. M. (2006). Health Care Management: The Contribution of Systems Thinking. University of Hertfordshire, Management Systems, Business School . Hatfield: University of Hertfordshire.

Leischow, S. J. (2008). Systems Thinking to Improve the Public's Health. American Journal of Preventive Medicine, S196-S203.

Leiyu, S. y. (2010). Essentials of the U.S. health care system (2da ed.). Sudbury, MA, USA: Jones and Bartlett Publishers, LLC.

Levine, S. (2007). Driving Performance Through Partnership Integration Physician Responsibility. The Permanente Medical Group.

Liang, L. (Ed.). (2010). Connected for Health: Using Electronic Health Record to transform Healthcare Delivery (1ra ed.). San Francisco, CA, USA: Jossey Bass.

Liebowitz, J. y. (2010). Knowledge management in public health. Boca Raton, FL, USA: Taylor and Francis Group, LLC.

Light, D. W. (2003). Universal Health Care: Lessons From the British Experience. American Journal of Public Health Light |, Vol 93, 25-30.

Locke, E. A. (2009). Handbook of principles of organizational behavior. (E. Locke, Ed.) Chichester, UK: John Wiley & Sons Ltd.

Locke, K. (2007). Composing qualitative research (2 da ed.). Thousand Oaks, California, USA: Sage Publications, Inc.

Maani, K. y. (2007). Systems Thinking, System Dynamics: Managing Change and Complexity. New Zealand: Pearson.

Mandeville, K. (2011, 03 25). Entrevista Dra. Kate Mandeville MBBS BSc MSc MFPH. (L. Nesterovsky, Interviewer) Londres, Reino Unido.

McCarthy, D. (2009). Kaiser Permanente: Bridging the Quality Divide with Integrated Practice, Group Accountability, and Health Information Technology. Commonwealth Fund. UK: Commonwealth Fund.

McCarthy, D. a. (2009). Organizing for Higher Performance: Case Studies of Organized Delivery Systems. Series Overview, Findings, and Methods. the Commonwealth Fund Commission on a High Performance.

McCarthy, D. K. (2008). Douglas. Organized Health Care Delivery System . Ca, USA: Commonwealth Fund.

McElroy, M. (2002). The New Knowledge Management: Complexity, Learning, and Sustainable Innovation (KMCI Press). Burlington: Butterworth-Heinemann.

McInerney, C. R. (2011). Knowledge Management (KM) Processes in Organizations: Theoretical Foundations and. (U. o. Gary Marchionini, Ed.) USA: Morgan & Claypool.

Medical Quack. (2009, march miercoles). Medical Quack. Retrieved marzo 12, 2011, from Health-Vault Connects with eClinicalWorks EHR, NextGen EHR/EMR Systems and more…: http://ducknetweb. blogspot.com/2009/03/healthvault-device-connector-works-with.html

Merenich, J. A. (2007, October). Mortality Reduction Benefits of a Comprehensive Cardiac Care Program for Patients with Occlusive Coronary Artery Disease. Pharmacotherapy, pp. 1370–78.

Mills, A. J. (2010). Encyclopedia of case study research (Vol. Vol 2). USA: SAGE.

Mills, A. J. (2010). Encyclopedia of Case Study Research. Thousand Oaks, California, USA: SAGE Publications, Inc.

Muller, H. (2011). The Transformational CIO: Leadership and Innovation Strategies for IT Executives in a Rapidly Changing World. Hoboken, NJ, USA: John Wiley & Sons.

National Committee for Quality Assurance. (2008). Quality Compas 2008. Washington DC: NCQA.

NHA Quality Observatories. (2012). Quality Observatories in England. Retrieved 04 02, 2012, from NHA Quality Observatories: http://www.qualityobservatory.nhs.uk/

NHS. (2011). Case Management Programme, Community Matrons Operational Policy. Community Health Integrated Governance. Walsall: NHS.

NHS. (2012). Quality, Innovation, Productivity and Prevention (QIPP). Retrieved 04 02, 2012, from evidence.nhs: https://www.evidence.nhs.uk/qipp

NHS Connecting for Health. (2009). Learning to Manage Health Information: a theme for clinical education. Making a Difference . London: NHS.

NHS Connecting For Health. (2011). Knowledge Management in transition. UK. Retrieved 04 02, 2012, from http://www.connectingforhealth.nhs.uk/systemsandservices/icd/knowledge/transition

NHS Institute for Innovation and Improvement. (2012). How we work. Retrieved 04 02, 2012, from NHS Institute for Innovation and Improvement: http://www.institute.nhs.uk/innovation/innovation/how_we_work.html

NHS Treatment Measurement Team. (2012). Referral to Treatment Waiting Times Statistics. Retrieved 04 02, 2012, from NHS Statistical: http://www.dh.gov.uk/en/Publicationsandstatistics/Statistics/Performancedataandstatistics/ReferraltoTreatmentstatistics/index.htm

OECD (Organisation for Economic Cooperation and Development). (2009). Health at a Glance 2009 (OECD INDICATORS). Paris, Francia.

Office of Public Sector Information. (2010). NHS 2010–2015: from good to great. preventative, people-centred, productive. NHS. London, UK: TSO (The Stationery Office).

OMS/OPS. (1978). Declaración de Alma-Ata. Revista SILOS, No. 5.

Orme Judy, J. P. (Ed.). (2007). Public Health for the 21st Century: NEW PERSPECTIVES ON POLICY, PARTICIPATION AND PRACTICE (2 da ed.). Berkshire, UK: Open University Press / McGraw-Hill Education.

Pérez Lugo, J. S. (2008, Mayo - Agosto). Modelos de gestión de la salud en Venezuela en la década de los 90. Revista de Ciencias Sociales (RCS), Vol. XIV, 346 - 357.

Phillips, A. (2003). Healthcare Management Dictionary. Abingdon, Oxon, UK: Radcliffe Medical Press Ltd.

Pope, C. y. (2006). Qualitative research in health care (3 rd edition ed.). Malden, Massachusets, USA: Blackwell Publishing ltd.

Porter Michael E., E. O. (2006). Redefining health care: creating value-based competition on results. Watertown, MA, USA: Harvard Business Press.

Qualitative research in practice: stories from the field. (n.d.).

Raza, S. S. (2008). Healthcare Knowledge Management: The Art of the Possible. Dalhousie University, NICHE Research Group, Faculty of Computer Science. Hallifax, CA: © Springer-Verlag Berlin Heidelberg.

Ross, M. (2011, 03 14). Entrevista. (L. Nesterovsky, Interviewer) Oakland , California, USA.

Rouse, W. B. (2008). Adaptive System: Implications for Design and Management. (G. Bugliarello, Ed.) The Bridge, Vol. 38(Engineering and the Health Care Delivery System).

Rowley, R. M. (2010, June). Using EMRs to close the communication gap between PCPs and specialists. Retrieved marzo 12, 2010, from Physician insight of EHR or healthcare IT topics: http://www.ehrbloggers.com/2010/06/using-emrs-to-close-communication-gap.html

Sage, A. P. (2009). Handbook of Systems Engineering and Management. Hoboken, NJ, USA: John Wiley and Sons.

Saltiel, M. (2010). No need to flinch: The need for NHS reform. A comparative review of the condition of the NHS. . The free-market thinktank.

Sanderson, I. (2000). Evaluation in Complex Policy Systems. Policy Research Institute, Leeds Metropolitan University, UK. London, UK: Sage Publications.

Sare, M. V. (2010). STRATEGIC PLANNING FOR NURSES: Change Management in Health Care. Sudbury, MA, USA: Jones and Bartlett Publishers, LLC.

Savin-Baden, M. y. (Ed.). (2010). New Approaches to Qualitative. Wisdom and uncertainty (1 ra ed.). Abingdon, OX, Canada: Routledge.

Schilling, L. J., & Patti Harvey, L. F. (2011). How Kaiser Permanente became a continuous learning organization. Oakland, Ca: Kaiser Permanente.

Schneider, M. y. (2006). Organizations as complex adaptive systems: Implications of Complexity Theory for leadership research. The Leadership Quarterly, 17, 351–365.

Senge, P. M. (2010). The Fifth Discipline: The Art and Practice of the Learning Organization (4 ta ed.). New York , New York , USA: Random House Business Books.

Sheaff, R. y. (2006). Can learning organizations survive in the newer NHS? BioMed Central Ltd Part of Springer Science+Business Media. UK: Implementation Science.

Shih, A. M. (2008). Organizing the U.S. health care Delivery SyStem . The Commonwealth Fund Commission on a High Performance Health System, COMMISSION ON A HIGH PERFORMANCE HEALTH SYSTEM. The Commonwealth Fund Commission on a High Performance Health System.

Silverman, D. (2008). Doing Qualitative Research: a comprenhensive guide. London, UK: Sage Publications Inc.

Somervill, B. A. (2007). Clara Barton: Founder of the American Red Cross. Mineapolis, MN, USA: Compass Point Books.

Srivastava, A. y. (2009). Framework Analysis: A Qualitative Methodology for Applied Policy Research. Journal of Administration & Governance Department of Management Monash University , 4, 72-79.

Stacey, R. (2007). Strategic Management and Organisational Dynamics (5ta ed.). London, UK: Prentice Hall.

Stein, K. V. (2010). The Cause for Action? Decision Making and Priority Setting in Integrated. Tesis. Viena, Austria: Vienna University of Economics and Business.

Stewart, R. (2002). Evidence Based Management. Abingdon, UK: Radcliffe Medical Press Ltd.

Tait, A. y. (2010). Strategic management and organisational dynamics: the challenge of complexity to ways of thinking about organisations. (A. (. Tait, Ed.) Charlotte, NC, USA: Information Age Publishing.

The Henry J. Kaiser Family Foundation. (2010). EXPLAINING HEALTH CARE REFORM: Key Changes to the Medicare Part D Drug Benefit Coverage Gap. Menlo Park , Ca, USA: The Henry J. Kaiser Family Foundation.

Thomé, D. C. (2009). Mid Staffordshire NHS Foundation Trust: A review of lessons learnt for commissioners and performance managers following the Healthcare Commission . Department of Health.

Wainwright, D. (Ed.). (2008). A Sociology (1 ra ed.). London, UK: SAGE Publications Ltd.

Waritay, M. (2009). Some insights into the national healthcare systems of the United Kingdom and the Netherlands. In W. a. Currie, & W. C. Finnegan (Ed.), Integrating Healthcare With Information and Communications Technology (p. 286). Radcliffe Publishing, Buckinghamshire, UK: Radcliffe Publishing.

Weber, T. y. (2007, Febrero 15). UC San Francisco takes over last part of Kaiser's kidney transplant program. Los Angeles Times.

Westwood, N. y. (2007). Eliminate NHS losses by. Operations Management, pp. 26-30.

WHO. (2009). Systems thinking for health systems strengthening. (D. d. Adam, Ed.) Geneva: Alliance for Health Policy and System Research .

Wiig, K. M. (1999). Knowledge Management: An Emerging Discipline Rooted in a Long History. (D. C. Despres, Ed.) Arlington, Texas, USA: Knowledge Research Institute, Inc.

Wolf, J. A. (2011). Organization Development in Health Care: A Guide for Leaders. (J. (. Wolf, Ed.) Charlotte, NC, USA: Information Age Publishing.

Wood, M. y. (2010). Are 'Qualitative' and 'Quantitative' Useful Terms for Describing Research? Methodological Innovations Online, 5(1), 56-71.

Woodside, A. G. (2010). Bingley, UK: Emerald Group Publishing Limited.

World Health Organization (WHO). (2011). Etadisticas Sanitarias Mundiales 2011. Ginebra: Ediciones de la OMS, Organización Mundial de la Salud,.

Wynn, A. (2011). Knowledge Management Strategy. Derby: Business Intelligence Unit.

Yin, R. (2003). Case Study Research: Design and Methods, Third Edition, Applied Social Research Methods Series (3 ra ed., Vol. 5). Thousand Oaks, CA, USA: Sage Publications, Inc.

Yin, R. K. (2011). Qualitative research: From Start to Finish. New York, NY, USA: The Guilford Press.

Zhou Y. Y., T. G. (2007). Patient Access to an Electronic Health Record with Secure Messaging: Impact on Primary Care Utilization. American Journal of Managed Care, 418–24.

Zieger, A. (2010, Agosto 10). The nextHospital Manifesto. (nextHealth Media) Retrieved Marzo 12, 2001, from Kaiser, the whistleblower and the $3 billion EM: http://nexthospitalmanifesto.wordpress.com/2010/08/10/kaiser-the-whistleblower-and-the-3-billion-emr/

Zuckerman, A. M. (2005). Healthcare strategic planning (2da ed.). Chicago, Illinois, USA: Health Administration Press.